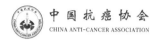

中国抗癌协会
CHINA ANTI-CANCER ASSOCIATION

热疗技术

中国肿瘤整合诊治技术指南（CACA）

CACA TECHNICAL GUIDELINES FOR HOLISTIC INTEGRATIVE MANAGEMENT OF CANCER

2023

丛书主编：樊代明

主　编：郑颖娟　李　涛　吴稚冰

　　　　陈锦飞　唐劲天　王若雨

U0244802

天津出版传媒集团

天津科学技术出版社

图书在版编目(CIP)数据

热疗技术 / 郑颖娟等主编. -- 天津 : 天津科学技术出版社, 2023.9

("中国肿瘤整合诊治技术指南(CACA)"丛书 / 樊代明主编)

ISBN 978-7-5742-0915-2

Ⅰ.①热… Ⅱ.①郑… Ⅲ.①肿瘤-热疗法 Ⅳ.①R730.59

中国国家版本馆CIP数据核字(2023)第040013号

热疗技术
RELIAO JISHU

策划编辑: 方　艳
责任编辑: 张建锋
责任印制: 兰　毅

出　　版: 天津出版传媒集团
　　　　　天津科学技术出版社
地　　址: 天津市西康路35号
邮　　编: 300051
电　　话: (022)23332390
网　　址: www.tjkjcbs.com.cn
发　　行: 新华书店经销
印　　刷: 天津中图印刷科技有限公司

开本 787×1092　1/32　印张6.5　字数95 000
2023年9月第1版第1次印刷
定价:76.00元

编委会

丛书主编

樊代明

名誉主编

于金明　魏于全　顾　宁　杨道科

主　编

郑颖娟　李　涛　吴稚冰　陈锦飞　唐劲天　王若雨

副主编（以姓氏拼音为序）

崔书中　戈　伟　赫丽杰　李庆霞　李　雁　刘　珈
龙志雄　罗京伟　牛立志　孙建海　王　平　肖绍文
张素兰

编　委（以姓氏拼音为序）

Hee Chul Park　曹德东　常志伟　陈　刚　程先平
党诚学　樊海明　冯阳阳　顾锡冬　郭　浩　郭素敏
韩卫东　韩彧佳　侯晓荣　黄东宁　黄　昀　霍艳霞
蒋　萍　匡　浩　劳征虹　李从铸　李国权　李洪石
李建成　李利铭　李　宁　李忠军　梁宗志　林慧娟
刘彩霞　刘宁波　刘鹏远　刘　爽　刘晓丽　刘志强
卢彦达　逯宋梅　孟宪伟　任国钦　山门享一郎
沈　虹　沈　洁　孙　研　王海琳　王　红　王若峥

王　伟　　王　颖　　蔚莉菲　　魏　宁　　徐东升　　徐建宇
徐执政　　许洪斌　　闫　亮　　杨琪帆　　姚伟荣　　尹春柱
尹岳松　　于俊叶　　于利莉　　袁达伟　　袁香坤　　张　春
张丽霞　　张占洁　　郑荣辉　　郑永法　　周　瑾　　周珏伊
庄　莉

编译组

侯晓荣　　黄　昀　　徐建宇　　匡　浩　　刘志强　　冯阳阳
李　宁　　杨琪帆　　林慧娟　　逯宋梅

编写秘书

党倩倩　　查博娅　　皇甫林宽　　崔海洋　　李培鸿　　李妤馨

目录 Contents

中文名称	英文名称/缩写	英文全称
特性比吸收率	SAR	specific absorption rate
有效加热面积	EHS	effective heating surface
有效加热深度	EHD	effective heating depth
高强度聚焦超声系统	HIFU	high-intensity focused ultrasound
食品药品监督管理局	FDA	Food and Drug Administration
血管内皮生长因子	VEGF	vascular endothelial growth factor
血管生成素	Ang	angiopoietin
血小板衍生生长因子	PDGF	platelet derived growth factor
肿瘤相关成纤维细胞	CAFs	cancer-associated fibroblasts
热激蛋白	HSP	heat shock protein
动脉栓塞热疗	AEH	arterial embolization hyperthermia
直接注射热疗	DIH	direct injection hyperthermia
细胞内热疗	IH	intracellular hyperthermia
组织间植入热疗	IIH	interstitial implant hyperthermia
磁流体	MF	magnetic fluid
磁性脂质体	ML	magnetic liposomes
电阻抗断层成像	EIT	electrical impedance tomography
磁共振成像	MRI	magnetic resonance imaging

中文名称	英文名称/缩写	英文全称
弥散性血管内凝血	DIC	disseminated intravascular coagulation
等效热剂量	ETD	equivalent thermal dose
电子计算机断层扫描	CT	computer tomography
体腔热灌注化疗	HPC	hyperthermic perfusion chemotherapy
胸腔内热灌注化疗	IHPC	intracavitary hyperthermic perfusion chemotherapy
恶性胸腔积液	MPE	malignant pleural effusion
非小细胞肺癌	NSCLC	non-small cell lung carcinoma
非肌层浸润性膀胱癌	NMIBC	non-muscle invasive bladder cancer
肌层浸润性膀胱癌	MIBC	muscle invasive bladder cancer
经尿道膀胱肿瘤电切术	TURBT	transurethral resection of bladder tumor
膀胱热灌注治疗	HIVEC	hyperthermic intra vesical chemotherapy
丝裂霉素 C	MMC	mitomycin C
无进展生存期	PFS	progression-free survival
卡介苗	BCG	Bacillus Calmette-Guerin
磁感应治疗计划系统	MTPS	magnetic induction treatment planning system
温度体积直方图	TVH	temperature volume histogram

中文名称	英文名称/缩写	英文全称
世界卫生组织	WHO	World Health Organization
卡氏功能评分量表	KPS	karnofsky
实体瘤疗效评价标准	RECIST	response evaluation criteria in solid tumors
完全缓解	CR	complete response
部分缓解	PR	partial response
疾病稳定	SD	stable disease
疾病进展	PD	progressive disease

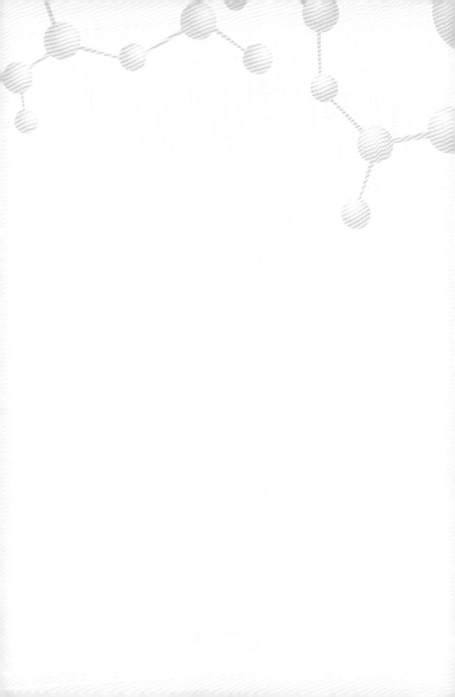

第一章

发展简述

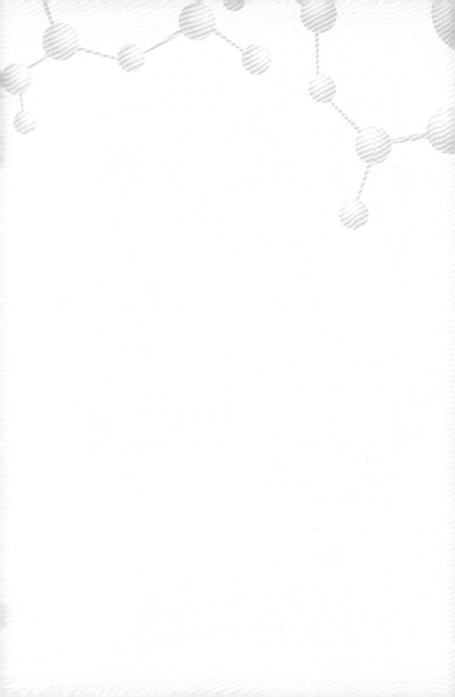

一、肿瘤热疗的定义

热疗（hyperthermia）一词来源于希腊文，意思是高热或过热。是指将各种热源的能量传递至机体以治疗疾病的一类物理疗法。与放疗不同，肿瘤热疗是指利用不产生电离辐射的物理能量（射频、微波、超声和激光等）在肿瘤组织和正常组织传递过程中所产生的温度学变化及继发生物学效应的差异来治疗肿瘤。它利用肿瘤组织自身结构不健全、加温时较正常组织散热慢、恶性肿瘤细胞对高热敏感的特点，应用热疗方法，使瘤细胞坏死或凋亡而被控，因其对正常组织几无损伤，又有"绿色疗法"的美誉。

二、肿瘤热疗发展简史

热疗是一门古老医学，自从有了人类历史，就有了利用热来治疗疾病的记载。人类热疗的发展大致经历了三个阶段：

（一）古代

在中国古时早有用"热"来治疗疾病的传统，如砭石和火，并创造了灸术、药浴等方法，现在民间仍有用火针、烧红小烙铁来治疗浅表肿瘤的例子。《外台秘要》中千金灸、隔蒜灸治疗瘰疬，可能是肿瘤热疗最古老的记载。在西方，早在5000多年前的埃及，就有医生文稿记载了用"加热棒"治疗乳腺肿瘤的尝试。到公元前2000年，用烧灼法破坏肿瘤已成为一种广泛使用的肿瘤疗法。公元前400年西方医学之父–希波克拉底曾说过：药物不能治愈的疾病可通过手术治愈，无法通过手术治愈的疾病可通过火治愈，不能被火治愈的疾病，确实无法治愈。这是他对热疗最初的认识，在一定程度上预言了热疗在肿瘤治疗中的作用和地位。

（二）近代

温热治疗到近代受到医学界重视。1866年，德国医生Busch首先报告1例经病理证实为面部肉瘤的患者，因两次感染丹毒高烧后肿瘤消失而得以存活。1884年Bruns亦报告了1例晚期恶性黑色素瘤患者，感染丹毒高烧数天后肿瘤消失，随访8年肿瘤无复发转移。1893年Coley在《美国医学杂志》发表了他的"发热疗法"，意外地或实验性地注射化脓性链球菌及绿脓杆菌混合提取物（即丹毒毒素，也称Coley毒素），诱发患者发热（38℃~40℃），治疗晚期肿瘤38例，随访27年，共有12例治愈，19例好转，5年生存率达60%。Coley曾用人工接种丹毒法治愈10例肉瘤，其中2例发热最高的患者，分别存活了27年和7年，这是国际上第一个应用人工高热治疗恶性肿瘤的报告。1918年Robdendury报告了166例未经任何治疗自行消退的恶性肿瘤，发现其中72例有严重感染并发高热的病史。虽然很多人不认为这些效果是发热所致，但Westernmark（1898年）及Percy（1916）先后报道了用热水灌注局部加温法治疗晚期宫颈癌取得一定姑息效果；1913年William发现在子宫切除术前用烧灼器加热宫颈肿瘤，术后肿瘤扩散减少，治愈率提高；1932年Geotze报道热水浸泡治疗阴茎癌也收到很好疗效。这一系列临床发现证实了热能使肿瘤消退，并由此拉开了近现代热疗研究的帷幕，人们开始了寻求更加安全可控加温治疗技术的研发及实践。至20世纪60年代，陆续确认了射频、微波、超声、磁感应、激光等物理能量可用于肿瘤热疗，开启了肿瘤热疗设备的研发及热生物学机制的探索。

（三）现代

随着科技发展尤其是物理加温技术的发展，热疗进入了一个快速发展时期，在物理技术研发和生物学机制研究领域取得累累硕果，在临床应用转化方面也积累了丰富经验，逐步形成了多模态肿瘤热疗技术体系。

1.物理技术及设备研发

首先是加温技术手段的多样化，如出现了射频、微波、超声、激光、红外线和磁感应等加温新技术，其共同特点是大幅提高了治疗能量并能进行局部加温，使热疗的发展摆脱了传统加温方法的限制；随着加热技术加热效率的研究深入，肿瘤热疗逐渐从全身热疗迈向局部热疗，从低温热疗发展到高温热疗，提高了热疗对局部尤其是深层肿瘤的疗效。其次是测温技术的出现和发展，为肿瘤热疗可计量、安全、规范地实施提供了保障。测温技术的出现，使肿瘤热疗进入真正意义上的学科发展时代。测温是热疗装置的关键技术，经历了一个从易受干扰的热电偶及电阻元件的粗测到稳定敏感的光纤元件的细测、从侵入性局部有创测温逐渐形成无创区域测温的发展。目前无创测温技术仍未成熟而广泛地应用于临床，亟待突破。再者，现代电子技术和医学影像学的发展，使热疗过程中精确测控温和体内精确定位成为可能，肿瘤精准热疗逐步得以实施，在达到治疗目的同时使正常组织损伤程度降低。具体历程如下：

20世纪70年代，国外兴起高热治疗恶性肿瘤，研制了第一代肿瘤热疗机，但实际是传统的理疗加热设备，没有考虑加热辐射器的热场特性及测温仪器等问题，仅凭患者热感控制加热功率进行治疗。此时国内热疗技术的研发也开始起步，研究重心为微波热疗技术，关注不同频率微波透热深度及其抗肿瘤生物学效应。20世纪70年代末，开始发展第二代肿瘤热疗机，加热辐射器可在标准体模下测出加热特性比吸收率（specific absorption rate，SAR）分布，这样能以量化的方法比较和评价辐射器物理加热持续性的好坏，并可由此了解有效加热面积（effective heating surface，EHS）及有效加热深度（effective heating depth，EHD）等；与此同时又强调了热疗时准确测温的重要性。20世纪80年代初期，微波热疗设备成为研发热点，设计重点是加热物理与辐射器，出现了各种单点、多点无干扰测温探头及仪器，逐渐为热疗加热技术的规范化和疗效保证提供了基本条件。20世纪90年代初，国内外均出现量产的915 MHz、433 MHz微波热疗机，机器有自动测温、控温系统，既能进行体表肿瘤的透热治疗，也能进行体腔内（食管、直肠、宫颈等）肿瘤的透热治疗，为肿瘤热疗的广泛开展提供了透热设备。同时，为了解决微波透热深度不足的问题，射频热疗技术研究兴起，国内外研发出不同频率射频电容场热疗系统。21世纪以来，射频和微波热疗技术不断改进，如南京恒埔HY7000大功率射频热疗机采用分时加热技术，很好地解决了射频技术易造成皮肤烫伤与脂肪硬结的问题；江苏诺万的N-9000型微波肿瘤热疗仪则通过采用大口径自会聚透镜聚焦辐射器及四象限加载433 MHz等多项新技术，很好地解决了微波透热深度不足的难题。采用多元辐射源的新一代肿瘤热疗机在国内外也陆续研制成功，即将多个小辐射源安排于一个大辐射器内，通过对各辐射源的功率及相位控制，操作和调节加热区SAR的形状和分布。如日本Kato提出6电容元阵（6对电容聚焦形）射频辐射器，美国Sigma60的环形排列8振元辐射器，法国的Jasmin三电容射频辐射器，代表性产品有：日本的RF8、美国多元射频系统BSD2000以及中国的大功率射频热疗系统（深圳先科医疗设备有限公司的射频热疗机和吉林省迈达医疗器械有限公司的双频射频热疗机）和大功率微波热疗机（湖南佑立医疗科技有限公司生产的UNI-3000多源多天线微波热疗机）。近年美国新一代Sonotherm超声16元阵辐射器革命更是将辐射器的多元阵化与肿瘤体积的多元化一一相对应。近年来，随着人工智能和计算机技术的高度发展，国内热疗设备研发也取得较大突破，大连奥瑞研制出在计算机控制和精确图像引导下，利用智能辐射器动态肿瘤靶向寻址技术，采用球冠形辐射器聚束电磁波等专利技术配合热疗计划系统，开发出射频智能深部聚束波热疗系统和微波动态聚能靶向热疗系统，在提高肿瘤靶向加热效能的同时，也很好地保护了正常组织。

另外靶向热疗技术也发展迅速。影像引导的射频、微波、氩氦刀和激光等局部热消融技术已在临床取得很好疗效；高强度聚焦超声系统（high-intensity focused ultrasound，HIFU）研制也受到重视，如Sonotherm1000，中国在20世纪90年代也先后研制出3类HIFU仪器，于1997年底正式开始临床试验，疗效显著。磁感应热疗技术取得突破性进展，国际上美国、德国、日本等已先后开发出应用于临床试验的磁感应热疗设备及介质。德国生产的MFH300F型磁感应治疗机于2007年获得欧盟CE许可，应用于脑胶质瘤临床治疗，并开展了前列腺癌临床试验，有望近期取得突破。磁感应热疗技术在我国也受到高度重视，国内清华大学、东南大学、上海交大、复旦大学以及中南大学等多家大学进行了技术攻关，体外实验、动物实验研究已取得令人鼓舞的效果，并且在临床试用中也显示出潜在优势。2007年清华大学与福州浩联医疗科技发展有限公司合作完成了肿瘤磁感应热疗临床样机研发，为第三代磁感应热疗设备，频率和外形均超过国外指标，提高了热疗安全性、有效性和可控性。纳米等新材料的研发，也为肿瘤热疗技术的进一步提升提供了新方向。

综上所述，我国热疗设备的研发，无论是微波热疗、射频热疗、全身热疗还是超声聚焦设备等，技术上都处于国际领先地位；在热疗技术开展和普及程度上，也高于国外水平，拥有大量的临床应用数据和学术研究成果。

热疗加温技术的发展

年代	事件
1898	Westermark 首次使用射频线圈做辐射器对宫颈癌进行热疗
1910	德国科学家发现超声的人体热效应
1936	Denier 首次使用了微波（375 MHz）进行热疗
1957	Gilchris 采用 Fe_2O_3 作介质首次进行磁感应热疗的研究
1961	高强度聚焦超声首次应用于乳腺癌晚期的辅助治疗
1965	McGuff 首次将激光用于肿瘤治疗
1979	世界首台微波凝固治疗仪问世
1983	Nd∶YAG 激光组织间隙热疗正式用于治疗实体瘤

年代	事件
1990	射频消融技术用于肝恶性肿瘤的治疗
1996	肿瘤的射频消融治疗技术得到美国食品药品监督管理局（food and drug administration，FDA）认可
2003	磁感应热疗问世并进入临床应用

2. 肿瘤热生物学效应研究

如前所述，肿瘤热生物学效应很早就得到关注和应用。真正意义上的热生物学效应研究伴随着现代生物学技术发展而不断深入完善。自70年代开始，大量热生物学实验研究成果不断涌现：肿瘤微环境热效应研究、恶性肿瘤细胞热敏性研究、热损伤机制研究、热耐受机制研究、热剂量学研究、热生理学研究、热疗增敏放疗机制研究、热疗增敏化疗机制研究以及热免疫效应研究等，逐渐形成了日趋完备的肿瘤热疗生物学理论体系，夯实了肿瘤热疗学科的理论基础。

三、肿瘤热疗临床应用现状

随着热疗技术及设备研发，作为一种物理疗法，热疗以多种形式，如全身热疗、体腔热灌注治疗、区域热疗、精准热疗等，广泛参与到恶性肿瘤整合治疗中。随着对热疗机制的逐渐阐明和在临床实践中的广泛应用及观察，肿瘤热疗的控瘤效应、对其他控瘤治疗手段的增效减毒作用越来越受到关注，越来越多的临床实践证实，热疗与放疗、化疗、免疫、中医药等方法的整合在不增加毒副反应前提下，大大提高了多种恶性肿瘤疗效。故热疗在肿瘤整合治疗中的地位越来越受重视。由于安全性及耐受性良好，在肿瘤的预防和康复中，热疗也逐渐发挥越来越重要的作用。但由于这些临床研究多以回顾性研究为主，技术操作缺乏统一规范，数据循证级别低，使其在肿瘤整合治疗指南中仍未获得高级别推荐。未来需要开展更多多中心、前瞻性、规范化大型研究来改变这一现状。

随着热疗技术的发展，实时精准测温技术的突破，必将给热疗学科带来革命性改变。传统热疗之前所面临的治疗温度难以提高、温度控制不精确、测温难、温度分布不理想等问题将逐渐得到解决；新型高效热疗设备的研发以及新型磁性纳米介质等新材料的不断出现，将进一步克服传统热疗技术靶向性不足、有效性差的短板，大力推动如热疗与诊断、热疗与放疗、化疗、靶向治疗以及免疫治疗联合、肿瘤磁感应治疗等技术的成熟及推广，开启肿瘤物理治疗的全新时代。

第二章

技术原理

一、肿瘤热疗的生物学基础

（一）肿瘤组织的结构及微环境

肿瘤组织属于非正常组织，其结构显著不同于正常组织，形成了不同的肿瘤微环境。后者结构有如下特点：结构紊乱、形态异常。①由于组织生长的无序性，造成紊乱的血管格局，微血管延长、受压、呈线圈样扩张扭曲、杂乱，容易形成瘤内血栓或闭塞；血管管窦宽、有动静脉瘘，血流阻力大、有血管分布不足的区域；血管壁结构不健全，缺乏弹性基膜，表现为内皮细胞水肿、血细胞外溢，甚至无基底层，在高温、压力增高情况下容易破裂；血管神经感受器不健全，对温度感受力极差，不能通过神经系统对温度进行有效调节；毛细血管具有大量窦状隙，即使在正常状态下也处于开放状态，无法像正常组织一样控制血管内血液的流动量。这样的血管解剖学结构，使肿瘤组织血流量仅为正常组织的2%~15%，且肿瘤越大，每克肿瘤组织的血流量越低，散热机能就越差。②为满足生长需要，瘤细胞和相关基质细胞不断分泌血管内皮生长因子（vascular endothelial growth factor，VEGF）、血管生成素（angiopoietin，Ang）、血小板衍生生长因子（platelet derived growth factor，PDGF）等来诱导肿瘤新血管的生成；研究显示，在VEGF刺激下血管内皮细胞对热高度敏感。③肿瘤在生长过程中，通过激活肿瘤相关成纤维细胞（cancer-associated fibroblasts，CAFs）招募前体和诱导正常成纤维细胞活化为CAFs，使肿瘤组织中CAFs越来越多，肿瘤组织变得质地坚韧且被CAFS分隔成不同区域，同时反过来压缩或塌陷肿瘤血管，抑制肿瘤淋巴网络功能，造成肿瘤间质液压力增高；上述特点使瘤组织血流速度缓慢，血流量低，常不足邻近正常组织的20%。④异常的肿瘤脉管系统形成缺氧、酸中毒、低灌注和高间质压的肿瘤微环境，一方面对T淋巴细胞的浸润产生物理屏障，另一方面降低肿瘤浸润效应T细胞的细胞毒性，募集免疫抑制性T淋巴细胞的聚集，形成适合肿瘤生长的免疫抑制微环境。这是肿瘤热疗生物学效应得以产生的组织结构基础。

（二）肿瘤细胞的热敏性

在环境和遗传因素影响下，肿瘤细胞通过基因组重编程、代谢重编程等发展成基因组不稳定、表观遗传可见、代谢异常的多克隆异质细胞群。研究显示，正常细胞和瘤细胞的致死温度临界点不同，正常细胞可高达

45℃，而大多数瘤细胞的临界点温度为42.5℃~43℃；同步培养试验显示，处于不同细胞周期时相的瘤细胞群对热疗表现出不同热敏感性，S期细胞热敏性最高，M期次之，G1期则表现出相对热抵抗，余期对温热敏感性偏低。

二、肿瘤热疗的生物学效应

（一）不同温度组织热生物效应

温度是影响细胞存活的重要因素之一。不同组织在不同温度、不同加温方式（递升或递降）、不同加温时间及频次下会产生不同热生物学效应，这包含热损伤、热损伤修复、热耐受以及热抗拒等机制。

1.热剂量学

热疗同放疗一样有剂量学概念，反映肿瘤热疗热效应的最基本物理量是温度和时间。加热温度和时间与瘤细胞生存率之间的关系，存在典型的热生物学效应，可以Arrhenius模型来表示，公式如下：$S = 1-（1-etT/To）n$（tT：保持在温度T的时间；To：在温度T时杀死细胞的活化能）。其温度与反应率常数有关，其斜率反映了动力学变化。曲线斜率在43℃左右发生显著的斜率改变，存在一个"中断点（break）"，意味着在此温度上下活化能不同。模型结果显示：

（1）温度与细胞死亡存在关系，温度低于43℃和高于43℃所致的细胞损伤不同，43℃亦被称为肿瘤的温热临界点。

（2）热耐受：温度低于43℃时，热耐受在加热过程中会发生变化，高于43℃，则在加热过程中无发展。

（3）不同组织存在不同的温度敏感性。目前临床上常用的热剂量表达方式大体有如下几种：

a.等效温度剂量：即把不同温度和时间换算成相同温度时的分当量。在临床实践中应用非常重要。等效热剂量（equivalent thermal dose，ETD）是"相当于43℃的等效累计分钟数"，它和组织热损伤有关，其计算公式如下：$CEM43 = \Delta tR(43-T)$（Δt是治疗期间的时间增量，T是时间间隔内的平均温度，R是常数。当T<43℃时，R=0.25，当T>43℃时，R=0.5），说明在较高温度下，获得相同生物学效应所需的加热时间更短，在加热温度和时间这两个剂量因子中，温度更具决定意义，如在43℃以上的温度，在保持同等细胞杀伤效应情况下，每升高1℃，治疗时间需减半。而在较低温度（39℃~41.5℃）时，每升高1℃，治疗时间需延长3倍。

b.肿瘤最高温度（T_{max}）、最低温度（T_{min}）和平均温度（T_{ave}）：研究发现，最低温度（T_{min}）和平均温度（T_{ave}）与肿瘤消退率和局控时间有明显关系，而最高温度（T_{max}）则与正常组织损伤有关。但多变量分析显示，该治疗参数难以准确重复，不适宜临床广泛应用。

c.肿瘤温度十分位描记码（T_{index}）：T90是指在肿瘤全部测温点的全部温度数据中心90%的温度到此温度的数值。T50、T20依次类比。研究结果表明，热梯度和T20峰值与肿瘤体积有关，T90则与肿瘤缓解率有直接关系。本方式具有预测肿瘤治疗后预后的价值，却很难用于可以执行的治疗处方的制定，故有明显局限性。随着无损测温技术实施，这一方式将发挥重要作用。

2.热效应的其他影响因素

（1）人体不同组织热敏感性存在很大差异，已知皮肤、肌肉热敏感性要远低于脑组织和骨髓造血组织，故各组织致死临界点温度有所不同。

（2）改变细胞所处微环境可使热敏感性发生改变，已知降低pH值、减少血清蛋白含量、慢性缺氧及降低葡萄糖含量均可使细胞对热更敏感。

（3）临界点温度下加温会诱导热耐受发生。热耐受是细胞遇到热应激后产生的短暂保护性反应，其强度和持续时间与加温方式和所达温度相关。对需要多次温热治疗患者，加温方式及热疗频次也是影响热疗效应的一个重要因素。递降加温（SDH：是指首次加温用>43℃温度持续较短时间后立即给予<42℃的较低温度维持的加温方式）可减弱热耐受，使继后较低温度加热作用增强；热疗温度不同，产生热耐受强弱亦不同，多次热疗间隔时间也不同。

3.不同温度组织热生物学效应

温度和时间是决定热生物学效应的最重要的两个要素。在临界点之上，温度的决定意义更大。

温度	热效应
39℃~45℃	时间依赖性,可逆性损伤
	增加组织灌注和组织渗透,提高药物浓度和活性作用
	增强细胞周期阻滞效应,改善缺氧,提高 pH 值,增加组织对放疗敏感
	抑制新生血管生成,增强免疫效应
>47℃	酶失活
50℃~100℃	蛋白质变性,凝固,损伤不可逆
>150℃	组织碳化
>200℃	组织气化
>500℃	组织燃烧,出现火光

将超高温所致气化、固化及凝固治疗统称为肿瘤热消融治疗，其产生效应称为热消融效应；而将常规高温（41.5℃~45℃）和亚高温热疗（39℃~41.5℃）统称为温热治疗，其产生效应称为温热效应。由于热消融效应是极高治疗温度在极短时间内造成的组织致死性损伤，瘤组织与正常组织生物学效应无明显差异，故被精准应用于肿瘤局部治疗，可激发机体抗瘤免疫。目前最常用的温热治疗是利用瘤组织和正常组织结构及微环境存在的显著不同，通过全身或区域加热，产生复杂多样的温热生物学效应，是肿瘤热疗学研究的重点和难点。

（二）温热治疗肿瘤组织生物学效应

临床上最常用的热疗是常规高温热疗（41.5℃~45℃）和亚高温热疗（39℃~41.5℃），统称为温热治疗。肿瘤组织结构特点决定了其在接受温热治疗后会产生和正常组织不同的生物学效应。具体如下：

1.肿瘤组织热蓄积及血流变学改变

正常组织血管结构及功能均正常，故在加热后血管扩张，血流量明显增加，热量会很快被血液循环带走，不在局部产生明显热蓄积效应。瘤组织则不同，对大肿瘤，由于如前所述异常脉管及基质结构，使其血供非常差，仅为正常组织的2%~15%，在接受温热治疗后，会发生如下改变：肿瘤病灶出现区域性反应，一方面，瘤体近中央区脉管系统内皮细胞肿胀、管壁破裂渗漏、红细胞变硬聚集发生血管栓塞、血流停滞，乏氧、低营养、pH值降低、高间质压力等进一步加重，热量不能被带走而蓄积形成高温热岛，温度高于正常组织5℃~10℃，高于肿瘤外周1.5℃~3℃，继而产生一系列高热生物学效应；另一方面，瘤体边缘区血液灌注较前增加，虽仍明显低于瘤周正常组织，但乏氧等状态得以改善，增加了对放化疗敏感性，并吸引多种免疫细胞在局部浸润，改变了免疫微环境。随着温度升高和加热时间延长，肿瘤血液灌注减少区域逐渐增大。对小肿瘤，由于肿瘤血管结构紊乱不明显，温热治疗后肿瘤组织血流灌注增加，接近甚至高于正常组织，无热蓄积，故单独应用温热治疗肿瘤控制效果不佳。但温热治疗可增加小肿瘤的放化疗敏感性，抑制肿瘤新生血管生长，募集免疫细胞浸润，激发免疫效应。

2.直接杀伤瘤细胞

肿瘤中心部位热蓄积使局部产生高温，瘤组织致死

临界点温度为43℃。≥43℃高热可直接以细胞坏死形式
杀死瘤细胞，出现核固缩、有丝分裂障碍、胞质稀疏、
胞体溶解及细胞膜结构受损等变化。<43℃则主要引起
瘤细胞凋亡。其机制：①热疗引起细胞膜改变，如流动
性及通透性增加、膜结构改变、膜离子转运障碍（Ca^{2+}，
Na^+，Mg^{2+}，K^+）、膜电位改变、跨膜离子泵改变；细胞
表面电荷重分布，使细胞归于有序，恢复瘤细胞间接触
抑制；②热疗损伤细胞骨架结构，使微管、微丝及中间
丝解体解聚，抑制细胞多种功能；③热疗可影响细胞质
变化，如蛋白结构和功能的变性、蛋白合成障碍、蛋白
聚合以及热激蛋白（heat shock protein，HSP）合成的诱
导；④热疗对细胞器的影响，如引起线粒体内膜通透性
增大、线粒体膜电位去极化、ATP数量减少、活性氧生
成、Ca^{2+}跨线粒体膜转运中断；导致错误折叠蛋白过度
累积而引起内质网应激；使溶酶体活性增强，导致瘤细
胞溶解；⑤热疗还可影响细胞核功能，如DNA/RNA合
成障碍、DNA修复酶抑制、DNA构象改变、基因表达和
信号传导的修正等，并通过加强凋亡相关基因表达，以
p53依赖和非依赖方式诱导细胞凋亡；⑥热疗导致细胞
周期延长并阻滞于G1期，由于热疗抑制了核酸和蛋白

质的合成，对处于增殖S期细胞尤为敏感，对G1期杀伤最少，对放化疗协同增敏有重要临床意义。

3.损伤肿瘤血管内皮细胞和肿瘤基质细胞，抑制肿瘤侵袭转移

肿瘤异常血管生成和基质金属蛋白酶高表达是肿瘤发生侵袭转移的重要机制。受VEGF等生长因子刺激的肿瘤微血管内皮细胞对热高度敏感，损伤后破坏热岛中央区肿瘤血管，造成肿瘤血管栓塞，加剧缺血、缺氧，在短时间内提高肿瘤糖酵解代谢水平，使酸性代谢产物大量堆枳，从而引起瘤细胞自噬、凋亡及坏死。另，缺氧是诱导VEGF过表达的因子，温热治疗可通过改善缺氧，抑制肿瘤源性VEGF及其产物表达而阻碍肿瘤血管形成。热疗还可通过损伤CAFs，抑制基质金属蛋白酶活性，并使其表达下降，具有温度依赖性，从而减少对基底膜和细胞外基质的消融、降解，抑制肿瘤的浸润、侵袭和转移。

4.增加放疗敏感性

热疗可增加瘤细胞放射敏感性。主要机制有：热疗可致细胞周期延长并阻滞于G1期；处于不同增殖周期的细胞对放疗和热疗的敏感性不同，同步培养的体外细

胞试验证明，M期和G1期细胞对放疗敏感，S期细胞对放疗抗拒却对热疗敏感；放疗对肿瘤周边富氧细胞敏感，对肿瘤中心的乏氧细胞不敏感，热疗可使肿瘤周边血流量增高，使乏氧细胞复氧而增加放射敏感性；而中心区血流灌注进一步减少，乏氧、pH值、低营养状态更加剧而被热损伤；热疗可增加放射所致的DNA损伤并抑制其修复。

5.增加化疗药物敏感性

作用机制与下列因素有关：热疗改善肿瘤周边血液循环，血流量增加有利于药物进入肿瘤；热疗增加细胞膜通透性，有利于控瘤药物渗透吸收；加温可使药物摄取及药物反应速度加快；热疗可致细胞周期阻滞于对化疗药物敏感的G1期；热疗可抑制受化疗药损伤的细胞修复，主要是抑制DNA损伤修复；热疗通过抑制肿瘤多药耐药基因表达，抑制P糖蛋白功能，可部分逆转肿瘤多药耐药性，恢复化疗敏感性。

6.诱导免疫学效应

热疗激发机体免疫反应以控制肿瘤，是其重要生物学效应之一。具体机制如下：热疗直接破坏肿瘤组织，消除或减少了肿瘤细胞产生的多种免疫抑制因子，使机体恢复对肿瘤的免疫应答；热疗所致的肿瘤细胞变性、坏死的分解产物，作为肿瘤相关抗原刺激机体免疫系统产生抗肿瘤免疫，促使树突状细胞成熟以及T淋巴细胞向细胞毒T效应细胞转化；直接增强T细胞、B细胞、NK细胞、单核巨噬细胞、中性粒细胞等免疫细胞功能，增强其对肿瘤抗原的识别和向肿瘤区域的趋化聚集；热疗使瘤细胞表面负电荷不可逆降低，恢复瘤细胞间的接触抑制，在减少转移同时，增加免疫细胞对癌细胞的接触吞噬；热疗也可通过促进IL-1、IL-6、IL-8及TNF等细胞因子合成，调控体液免疫来控制瘤细胞生长。热疗可使肿瘤细胞产生大量HSP，HSP是细胞在热应激下产生的一组有很强活性的分子伴侣蛋白。起初被认为通过诱导热耐受而抑制肿瘤免疫系统，而后发现S期等增殖细胞热耐受减退很快，细胞膜表达的HSP70可促进细胞凋亡且可呈递肿瘤相关抗原来激活影响免疫系统。

（三）温热治疗正常组织生物效应

了解正常组织热效应，对做好防护、安全有效开展肿瘤热疗至关重要。正常组织热效应亦和加热技术、部位、范围、温度及加热时间等多种因素相关。包括热损伤效应和热治疗效应。

1.热损伤效应

（1）大鼠的研究显示，40℃时，正常组织血管通透性几无改变；而≥43℃时，血管内皮出现损伤，血管通透性明显增加，导致组织微循环障碍，引发组织损伤，表现为：局部肿胀、充血，坏死及白细胞浸润。

（2）热损伤影响的是细胞及血管功能，比放射损伤出现得早。

（3）正常人体组织热敏感性不同，热敏性低的组织有：肌肉、脂肪、皮肤、口腔黏膜、食管、膀胱、周围神经、脊髓；热敏性高、易损伤组织有：睾丸、脑、肝、肾、骨髓、小肠、大肠。各组织热致伤温度也不同，例如直肠热致伤温度低于食管2℃；故脑、骨髓以及睾丸、小肠等高热敏组织在较低温度加热一段时间会出现损伤，而口腔、食管等消化道则对高热有很好耐受性。

（4）一些血供较差组织，因易产生过热，如脂肪、晶体、骨骼、瘢痕等也易发生热致伤。

（5）不同物理加温技术引起的热损伤部位也不同，超声热疗因界面反射引起的皮肤损伤和热致骨骼痛的发生率要高于电磁波加热技术。

（6）人体组织热敏性研究还不完善，在进行热疗时，要注意严密观察，做好正常组织保护。

2.治疗效应

由于亚高温热疗可改善循环，增加血流量，改善局部代谢，增加局部营养和正向免疫功能，故可起到消除慢性炎症、减轻局部水肿、疼痛及肌肉痉挛、促进损伤修复、增强抗感染作用、延缓组织功能减退，从而快速提高患者的生活质量。

三、肿瘤热疗治疗技术原理

热疗是利用相关物理能量在组织中传递所产生的生物学效应来治疗疾病的。目前，临床用于肿瘤热疗的物理能量主要为非电离辐射的电磁波（射频、微波、激光、红外线等）和机械波（超声波等），还有生物热源等其他方法。

（一）电磁波技术

人体组织、体液等均由各种分子和带电离子组成，分子包括极性分子和非极性分子。当人体受到外加电磁场作用时，一方面，内部自由电子、离子形成电流产生欧姆热；另一方面，各种分子吸收能量后加速运动摩擦生热；这是电磁波治疗的物质基础。电磁波是由温度高于绝对零度的物质辐射发出的同相振荡且互相垂直的电场与磁场在空间传播的能量波，具有波粒二象性。与机械波传播需要弹性介质不同，电磁波传播无须介质，在空气中以光速传播，在遭遇不同介质时，会发生：穿透、反射、吸收，频率低的电磁波遇到较大体积物体时还会发生绕射。不同 f 或波长的电磁波传播特性不同，产生的生物学效应不同，用途亦不同。国际规定的医用电磁波频率一般为：8 MHz、13.56 MHz、27.12 MHz、40.68 MHz、433 MHz、915 MHz、2450 MHz。前四者为射频，后三者为微波。红外线、可见光及紫外线为频率更高的电磁波。随着电磁波频率增加，电磁波波长变短，其方向性及抗干扰能力也越来越好，但在介质中的传播深度越来越浅。较紫外线波长长的电磁波，光子能量不足以改变分子内部结构，具有非电离性，较射线安全，且可重复使用。下面是临床常用的物理热疗技术。

1.射频技术

射频波是指频率低于300 MHz的电磁波，目前临床应用的频率有：8 MHz、13.56 MHz、27.12 MHz、30.32 MHz、

40.68 MHz，也有使用75–120 MHz。射频加温是利用高频振荡电流作用于组织，其电磁能以欧姆损耗和介质损耗形式被组织吸收，使组织温度升高，其中欧姆热为主要形式。射频加温深度比微波有明显优势，不足之处：方向性差、易散射，易被干扰，能量不易集中，容易导致皮肤、脂肪与肌肉界面的过热，为此类热疗技术需要重视和解决的问题。

目前射频热疗技术的主要方式有：电容式加温、感应式加温和电容感应混合加温3种。

（1）电容式加温：又称内生场热疗或短波、超短波透热疗法，是目前深部肿瘤最常用的区域热疗技术。通过形成垂直于极板的电容场，射频电流在通过极板之间人体组织时被吸收而产生热生物学治疗效应。由于加热部位各组织的介电常数不同、电阻抗不同，需通过调节极板的输出功率等来达到最佳匹配。注意事项：①两极板加温热场分布主要靠电极大小调整，增加电极直径可一定程度上增加有效治疗深度，主要热区靠近小极板一侧；当电极面积增大且与极板间距相近时热场分布最为均匀。②射频波散射明显，与频率呈负相关；并有反射，故在电极板附近的热场分布最不均匀，易产生过热烫伤，需增加水袋以预防。③射频波能量不易集中，电场分布较发散，加热效率低，且不可用金属测温装置。④脂肪、骨骼等乏水组织阻抗大，在应用射频波加温过程中会使大量电磁能量损耗后转为热能，易致皮下脂肪发生过热，产生硬结，甚至液化、坏死，并影响疗效。故研究显示，由于脊柱影响，电极左右对置优于前后对置；随着皮下脂肪厚度增加，加温效果明显下降。⑤受限于电极板之间最大间距，故传统电容式加温技术只适宜体型较小、较瘦的病人，不适于肥胖病人。⑥通过新技术突破，如增加电极板数量、多极板同时加热、改平面辐射器为球冠形辐射器以聚束射频波、设置去离子水囊、油冷装置等，很好地解决了治疗深度、加热效能、热场均匀度以及脂肪过热等问题。

（2）感应式加温：在人体表面放置感应线圈，通以电流产生交变磁场，在人体内感应出涡电流而发热。目前研究和应用最深入的是磁感应热疗。其是将磁热介质适形精确分布于肿瘤组织内，并置于交变磁场中，磁介质因感应涡流、磁滞损耗、奈尔松弛等机制而产热，并将这些热量传递到周围肿瘤组织，通过对加热参数的控制使治疗区域达到所需温度，从而达到杀灭肿瘤的一种高温治疗。磁介质是磁感应热疗技术的关键环节，是一类铁磁性物质，可在交变磁场中升温。根据介质粒径大小可分三级：毫米级、微米级和纳米级。毫米级磁介质主要指合金类热籽，常用Ni-Cu、Ni-Pd、Ni-Si、Pb-Co等合金制成，可根据需要制成不同大小及形状，以肿瘤组织间植入的形式进行磁感应热疗，产热机制主要为涡流效应。微米级磁介质属多指磁性颗粒，多以动脉栓塞的形式进入瘤体，产热机制主要为磁滞损耗。纳米级磁介质多指采用数纳米至几百纳米不等的铁氧化物（Fe_2O_3、Fe_3O_4等）磁液或磁粉，采用聚合物或吸附剂包裹后形成磁流体（magnetic fluid，MF）或磁性脂质体（magnetic liposomes，ML），多以直接注射的方法进入肿瘤组织及瘤细胞内，通过磁滞损耗等效应产热。磁感应热疗的另一个重要特点就是磁性介质有自控温现象，即磁性介质在交变磁场作用下升温，达到一定温度（居里点）后磁性消失，不再感应磁场继续升温；温度低于居里点温度后，介质磁性恢复，可感应磁场再次升温。利用磁介质这一自控温特性，可以较好控制磁介质在肿瘤组织中的加热温度，减少肿瘤治疗中侵入性测温和控温的损伤及难度，提高了治疗的安全性。磁感应热疗采用的交变磁场范围主要在中低频范围（10-500 kHz）。对于加热温度的控制主要通过对磁场参数（频率、功率、强度），时间参数，磁介质的量等参数来调控实施。磁感应热疗的优势：能极大提高肿瘤组织加热的靶向性，减少对正常组织热损伤，克服传统热疗方法加热特异性差和副作用多等不足，提高肿瘤深部热疗疗效。不足：磁介质与磁感应设备目前处于临床研究阶段，国外开展治疗的病种有脑瘤，国内开展治疗的病种有软组织肉瘤和淋巴结转移瘤。

（3）电容感应性混合加温：是指兼具电容式又有感应式的混合加温方式，目前仍多处于临床前研究阶段，随着纳米热敏新材料不断发展，此类加温技术将更高效更安全地应用于肿瘤热疗。

根据临床需要，射频加温技术不断改进，形成系列常用设备，其技术参数及应用如下：

（1）HG-2000体外高频热疗机：单个高频工作：工作频率13.56 MHz，输出功率50-1500 W连续可调，上下放置可控电极板（电极板直径24 cm、21 cm、17 cm）；5路光纤传感器测温，透热深度可达25 cm以上，治疗时间120 min内可调。设置水袋解决皮肤烫伤、脂肪过热的问题。适用于胸、腹及四肢区域肿瘤患者的深部热疗，不适合头颈肿瘤热疗。

（2）HY7000射频热疗机：单个高频工作：工作频率40.68 MHz，输出功率100~1500 W连续可调，加热方式：上下左右4个电极板分时旋转加热，上下电极板直径25 cm、30 cm，左右电极36 cm×23 cm；水袋、5路测温传感器，治疗时间120 min内可调。该设备采用四电极分时旋转加热专利技术，通过上下和左右电极交替循环加热的方式，使肿瘤部位始终有一组电磁波加热，而脂肪和皮肤部位是间歇式加热，在不影响加热效率的前提下，很好地解决了脂肪硬结和皮肤过热问题。适用于胸、腹及四肢区域肿瘤患者的深部及表浅肿瘤热疗治疗，不适合行头颈部肿瘤的区域热疗。

（3）NRL-003/004型射频热疗系统：高频双源工作频率：30.32 MHz、40.68 MHz，输出功率不小于1500 VA，加热方式：双源各2个电极板（4个电极板同时加热）：1号源电极板直径3种型号：200 mm、150 mm、80 mm，2号源电极板直径3种型号：200 mm、150 mm、80 mm；配备水袋和8路测温传感器。2组不同频率高频交叉作用，受热均匀，穿透深度深，003型装备保温仓系统，具有加温和保温功能，透热深度可达25 cm以上，易达到深部肿瘤治疗温度。治疗时间150 min内可调，可追加治疗时间150 min。两型均适用于肿瘤患者胸腹区域肿瘤热疗，不适合行头颈部的区域深部热疗；NRL-003型因配备保温仓可行全身热疗。

（4）BSD2000深部肿瘤相控阵热疗系统：工作频率75-120 MHz，连续可调变频；输出功率100-1300 W连续可调，加热方式：在热疗计划系统指导下，采用相控阵聚焦技术，通过计算机控制，调节环绕人体一周的4通道8对偶极子天线独立射出的电磁波的相位、振幅和频率，使其在75-120 MHz间连续可调，形成环绕相控阵列差频电磁波对人体肿瘤组织的聚焦加热，形成适合肿瘤形状、大小的调强热场；并利用去离子水循环水囊预防皮肤烫伤、脂肪过热，8路测温传感器，配备功率自动限制装置防止温度过高，治疗时间90 min内可调。该设备通过在治疗过程中不断改变电极的功率和相位，保证了患者治疗区域热场均匀和肿瘤部位有效治疗温度，并解决了皮下脂肪过热问题。设备为桶形环状，适用于胸腹区域肿瘤患者的深部及表浅肿瘤热疗治疗，不适合行头颈及四肢肿瘤的区域热疗。

（5）W2102系列智能深部聚束波热疗系统：单个高频工作：工作频率27 MHz，输出功率800 W连续可调，加热方式：采用专利球冠形辐射器聚束波电极专利技术，使电磁波能量聚束于肿瘤靶区；配备4D治疗计划系统，支持DICOM3.0传输协议，可直接导入患者CT或MRI数据，自动获得包括肿瘤的大小、面积、深度等临床数据，自动生成3D建模，且可在建模上直接标记肿瘤靶区，确认治疗时体表定位。并自动分析人体组织分布，根据不同组织对电磁波吸收率（SAR）的不同，推送治疗功率、时间、温度、辐射器运动轨迹等数据，形成适合肿瘤大小、形状的热场。在计算机系统控制下，通过智能六轴联动机器人系统，自动寻址锁定肿瘤靶区，配合精准定位治疗平台和12路光纤温度传感器，在加热过程中对电磁波自适应调谐，实现对肿瘤旋转聚焦加热，透热深度可达25 cm以上；并配置油冷循环系统，贴合患者体表设计，内置医用硅油，减少电磁波的损耗，提高电磁波对肿瘤靶区的加热效率；并可在治疗中实时对皮肤表面脂肪层进行降温处理，避免脂肪过热及硬结的形成。适用于胸、腹及四肢区域肿瘤患者的深部及表浅肿瘤热疗治疗，不适合行头颈部肿瘤的区域热疗。

2.微波技术

微波是指频率在 300 MHz–300 GHz 之间的电磁波，目前临床应用的频率为：433 MHz、915 MHz、2450 MHz。微波频率高于射频波，易于集聚成束，方向性好，呈直线传播，但穿透深度浅于射频。微波加温技术是利用生物体内极性分子在微波高频电场作用下，发生反复快速取向转动，产生高速振荡摩擦生热，将微波能转变为热能。微波作用于组织，其能量是以介质极性分子振荡摩擦生热的形式被组织吸收，从而使组织温度升高。故微波对组织的加温效率，取决于组织的介电常数，介电常数大的物质微波吸收能力强。水分子属极性分子，介电常数较大，对微波具有较强吸收能力；而非极性分子如蛋白质、碳水化合物等介电常数较小，对微波吸收能力要远小于水，故微波对组织加热具有选择性，穿透能力也与组织含水量有关，含水量高，微波在组织中损耗大故穿透浅；而在乏水组织如骨骼、脂肪、肺等，微波能穿透入较深组织内部，故微波与射频相比，微波在脂肪中的吸收衰减大大低于肌肉，不会造成脂肪过热；在胸部穿透深度也要大于腹部。近年来研究发现，微波有效加温面积与辐射器尺寸和形状有关，一般为口面的40%左右；治疗深度不仅和微波频率相关，亦和微波功率和治疗时间相关；根据波动叠加原理，利用多源微波辐射器在增加EHS的同时，微波输出功率叠加，有效治疗深度增加。故随着微波透镜聚焦技术和大功率微波治疗仪的研发，微波从仅适用于浅表及腔道肿瘤的热疗，也逐渐步入深部热疗和全身热疗的行列。

微波加温技术的常用设备及适用范围：

（1）WE2102-A型微波治疗机：工作频率915 MHz，输出功率0-200 W连续可调，最大输出功率1200 VA，配置体外辐射器（φ165 mm圆形，额定功率200 W）、宫颈辐射器（φ30 mm，额定功率25 W）、直肠辐射器（直径12 mm，额定功率25 W）、食管辐射器（直径7.5 mm，额定功率15 W），四通路光纤温度传感器，穿透深度小于4 cm。适用于浅表肿瘤和腔道肿瘤的热疗。

（2）N-9000型微波肿瘤热疗仪：工作频率433 MHz，输出功率0-400 W连续可调，最大输出功率2000 VA，电压驻波比不大于2.5，采用大口径自会聚透镜聚焦辐射器及四象限加载433 MHz等多项新技术，将初级辐射源的弱方向性电磁波聚集为锐方向性电磁波束，使入射的微波功率密度增加，当微波穿透 N 个 d（5 cm）按照振幅的 1/e 或能量 $1/e^2$ 的物理特性降低后，仍有对其深部组织进行加热的能力，较好解决了深部位肿瘤和积液的有效加热问题。配置 3 个体表辐射器（φ220 mm 圆形、方形两个：210×110、140×70）和一个腔内辐射器（宫颈辐射器 φ30 mm）。4 通路光纤温度传感器，治疗时间 90 min 内可调。适用于：浅表肿瘤、腔道肿瘤热疗；也用于深部肿瘤热疗。

（3）UNI-3000 微波热疗机：工作频率 2450 MHz；输出功率 0-1500 W 连续可调，最大输出功率 4500 VA。加热方式：配备 8 套微波源及相应的微波天线，每套最大微波输出功率为 250 W，有 8 路测温探头。本机采用多源均匀场加热专利技术，利用 8 个微波源产生的 8 束均匀微波从 8 个方向同时照射患者治疗部位，通过天线阵在患者躯干部位构成一个环绕全身的大型均匀场，大大降低了皮肤表面单位面积微波功率密度，安全性更好，加热面积远大于传统模式，可较好地进行全身或大区域热疗；本机通过 8 源天线阵微波聚焦技术，将这些互不相干的微波束，在治疗部位聚焦形成热场叠加，大大提高了加热效率；加之皮下组织的热量不断被血液循环带走，升高全身体温。优势是治疗过程时间比较短，无须进行麻醉，接受治疗者耐受性较好。但对升温与温控要求高，测温系统需要满足抗电磁干扰要求。适用于肿瘤患者全身热疗，胸、腹及四肢区域肿瘤的浅、深部热疗。

（4）WE2102智能动态聚能靶向微波热疗系统：工作频率915 MHz，输出功率0~200 W连续可调，最大输出功率1200 VA。本机配备4D治疗计划系统，支持DICOM3.0传输协议，可直接导入患者CT或MRI数据，自动获得包括肿瘤的大小、面积、深度等临床数据，自动生成3D建模，且可在建模上直接标记肿瘤靶区，确认治疗时体表定位。并自动分析人体组织分布，根据不同组织对电磁波吸收率（SAR）的不同，推送治疗功率、时间、温度、辐射器运动轨迹等数据，形成适合肿瘤大小、形状的热场。在计算机系统控制下，通过智能六轴联动机器人系统，自动寻址锁定肿瘤靶区，配合精准定位治疗平台和12路光纤温度传感器，可对肿瘤靶区做动态适形靶向聚能式加热；并配置油冷循环系统，贴合患者体表设计，内置医用硅油，减少电磁波的损耗，提高电磁波对肿瘤靶区的加热效率；并可在治疗中实时对皮肤进行降温处理，避免过热及烫伤。适用于肿瘤的适形靶向热疗。

3.光波技术

光波是频率更高、波长更短、能量更强的电磁波，具有方向性好、波长单一、聚焦性好、高强度等特点，根据治疗方式，分为强激光治疗、弱激光治疗及光动力治疗。强激光治疗通过设定功率等，可利用激光进行肿瘤汽化、凝固及切除治疗。光动力治疗是利用富集在肿瘤组织中的光敏剂吸收特定波长激光的能量后，在发生能级跃迁及退激过程中，将能量传递给组织氧生成单态氧和氧自由基，导致瘤细胞死亡的疗法。由于强激光治疗技术和光动力治疗技术在本指南有专门章节论述，在此不再赘述。仅涉及弱激光治疗用于肿瘤热疗的红外全身热疗技术。

红外线的频率是介于微波与可见光之间的电磁波，频率为0.3~400 THz。红外线具有很强热效应，通过水过滤的近红外光A辐照全身皮肤，可深入到富含血管的皮肤真皮层和皮下组织，组织吸收热能，借助血液流动带到全身，使体温升高来治疗疾病。本频段的红外线是最适合皮肤传输的热源，且有刺激细胞活力、提高机体免疫力和加强新陈代谢的作用。红外全身热疗机是通过红外线对体表大面积辐射加热，通过皮肤下被加热的血液传导到体内，使之达到全身升温而实现的一种全身加温方法，这是目前临床最常用的全身加温手段，加温技术和测温技术的可控性都较好，设备也较为成熟，但存在需要麻醉、加热时间长和易致皮肤烫伤的问题。

（二）超声波技术

机械波是机械力导致的机械振动在连续的弹性介质内传播的过程。它传播的是机械能量，传播须有介质的存在；在不同介质间传播时，也和电磁波一样，会发生反射、折射、衍射、散射等现象；并随着传播距离增加，能量被逐步吸收而发生衰减。超声波是指频率大于20 kHz的机械波，频率范围很宽，医学使用的频率主要在200 kHz至40 MHz之间。由于超声波频率高、波长短，可直线传播，且遵循能量波传播规律，在传播过程遭遇不同介质时会发生反射、折射、衍射、散射，能量可被吸收衰减转变成热。不同介质的声阻抗差愈大，超声波在两介质界面间的反射就越多，透射能量就越小。在人体，气体的声阻抗最小，骨骼声阻抗最大，体液与软组织的声阻抗接近。超声波在介质中的穿透深度与其能量、频率、介质密度以及温度等有关，当能量不变时，在相同介质，超声波频率越高，穿透越浅；而能量频率相同的超声波遇到高密度介质时，因黏滞吸收和扩散衰减，穿透深度小于低密度介质，如遇到骨骼，能量即会被大量吸收而透射极少；超声波在空气等气体中传播时，因分子弛豫吸收、黏滞吸收的存在，绝大部分能量耗减，故无法回波成像，在空气中的穿透距离也比较短。故，超声波很少用于含气组织及骨组织的诊断治疗。超声波在人体组织中传播时，产生的主要生物学效应有：机械效应、温热效应、空化效应及化学效应。

目前，国内外超声热疗的研究及临床应用主要集中在高强度聚焦超声治疗（HIFU），用于治疗肿瘤的超声频率范围为 0.5-5 MHz，一般常用的频率为 1 MHz。治疗通过点-线-面-体模式实现对肿瘤的热消融。HIFU 治疗系统由超声换能器、治疗靶向位置定位系统、温度及其治疗过程等监控系统、水体脱气和循环系统、治疗规划系统和其他辅助系统等构成。超声换能器是 HIFU 设备中一个关键技术，有：大直径单阵元超声换能器、凹球面壳马赛克式换能器、多元自聚焦换能器、多元球面自聚焦和相控阵聚焦等四类。早期使用的是单阵元超声换能器，难以满足应用需求，使得其他换能器得以研发。目前HIFU多采用多阵元超声换能器，其中最具优势的是相控阵聚焦换能器。近几年来已研制出基于超声引导的HIFU便携式设备，它采用紧密包裹治疗头的水囊技术取代原有将治疗头浸于水槽，并在治疗中通过循环去气水冷却技术。便携智能HIFU消融设备不仅增加了系统的灵活性，也使其朝着更为智能化的方向不断发展。常规HIFU治疗系统主要用于具备完整超声波入射通道，使用影像学技术（如专用内置B超探头/MRI）可清晰观察肿瘤全貌位于盆腔、腹腔、体表软组织的实体肿瘤治疗；腔内HIFU治疗系统通过直肠进入到相应位置实现对于前列腺肿瘤治疗；经颅骨实施脑部疾病治疗的HIFU治疗系统目前尚处于临床研究阶段。

（三）体腔热灌注技术

是在体外将含药灌注液加热至一定温度（43℃~45℃）后灌注到胸腔、腹腔、膀胱等体腔，利用热辐射加温深部组织，通过热化学协同作用和流体灌注冲刷的机械作用，来杀灭和清除体腔内微小残留病灶。按加温维持方法不同，分为：

1.单纯热灌注法

该方法是将预先加热至一定温度的含药灌注液注入体腔，持续一段时间后将液体吸出或保留在体腔。此种方法简单易行，无需特殊治疗设备，有一定效果。但由于人体有很强体温调节机制，灌入体腔内的热量散失很快，很难保证体腔内各部位温度均匀和有效治疗温度及时间，属于传统意义热疗。多用于预防恶性胸腹腔肿瘤手术后癌细胞的种植转移。

2.体外高频热疗法

该法是将预先加热至一定温度的含药灌注液注入体腔，再用体外高频热疗仪对治疗部位进行区域加热，使体腔内温度达有效治疗温度并维持一段时间，以达到治疗目的。为保证治疗深度，体外加温热疗设备常选用：电容场射频热疗仪、大功率微波治疗仪以及全身热疗设备。这种方法与单纯灌注法相比，体腔内液体温度能得以持续保持在有效治疗温度。该技术优势：适应证广、简便易行、温度均衡性好、蛋白及电介质流失少、保管时间长等优势，适合需多次接受治疗者。是目前预防恶性胸腹腔肿瘤术后癌细胞的种植转移和治疗恶性胸腹腔积液的有效方法。但由于加热技术限制，体腔内温度存在不均匀，影响治疗效果。

3.持续循环体腔热灌注治疗

该方法是在体腔留置进液管和排液管，与体外无菌管道相连，通过体外循环泵将灌注液体泵入加热装置（恒温水浴箱、微波炉水盆、波导干式加热腔等）中进行加热，而后将加热后的灌注液泵入体腔，循环往复一段时间。与前两种方法比较，该方法的优势在于：温度控制相对精准，体腔内液体热量得到持续补充，可长时间维持在有效治疗温度，增加化疗药物疗效；且由于液体循环泵入、排出可对附壁肿瘤细胞起到一定程度的冲刷作用。不足之处：出水易因肠管阻塞或管道封闭受影响、操作要求较高、蛋白及电解质流失多、保管时间受限、设备操作较为复杂、治疗费用较高等。是目前预防恶性胸腹腔肿瘤手术后癌细胞的种植转移和治疗恶性胸腹腔积液的有效治疗方法，适合于术中及术后短时间内实施治疗者。疗效与治疗温度、治疗时间、所用药物及其胸腹膜吸收率、灌注液药物浓度等有关。详见本指南胸腹腔热疗的内容。

目前国内常用的热化疗体腔循环灌注设备的加热技术有：恒温水浴箱加热技术、微波炉加热技术和波导干式加热技术。代表性产品如下：

（1）BR-TRG-Ⅰ型体腔热灌注治疗系统：采用恒温水浴箱加热系统，流速范围（200-600 mL/min），流量控制精度≤±5%。测温精度（≤±0.1℃、空气误差≤±0.1℃），控温精度（≤±0.1℃、控温误差0.1℃），6路测温传感器。设备及管路均为国家三类，加热方式采用恒温水浴箱加热，水浴箱和热交换器为相互隔离的双循环系统，通过大面积热交换器对灌注液加热，升温过程平稳、迅速、安全，全程无辐射或其他有害物质释放。治疗管道具有双重超微过滤系统，过滤精度>40 μm，可过滤清除癌细胞团块等。

（2）HGGZ-103体腔热灌注治疗机：分别采用不同速率蠕动式加热循环泵（50-550 mL/min）、蠕动式灌注泵（50-550 mL/min）和蠕动式抽取泵（50-550 mL/min）3个，4路测温传感器测温（测温精度±0.3℃，控温精度±0.5℃），支持循环灌注、单灌单抽、被动引流模式，采用非接触式微波加热系统，升温速度快。

（3）RHL-2000A、RHL-2000B型热化疗灌注机：采用非接触式波导干式加热系统，分别采用不同速率蠕动式加热循环泵（0-600 mL/min、0-1000 mL/min）和灌注泵2个，8路测温传感器（精度±0.1℃、空气误差±0.1℃），控温精度（±0.1℃、控温误差0.9℃），加热方式采用波导干式加热系统，热惯性小升温速度快，温度恒定，治疗时间短。

（四）其他治疗技术

1.传统热疗技术

是通过将热物体的热能传递到身体不同部位的治疗方法。比较经典的有：石蜡疗法、泥疗法、湿热敷疗法、干热敷疗法、热气流疗法、药浴疗法、酒醋疗法等，由于热物体温度难以恒定维持且加热效率低下，目前主要用于理疗而不再用于肿瘤尤其是深部肿瘤治疗。

2.生物致热源法

是通过给人体注射生物制剂引起机体升温的方法，由于该方法无法预估机体对致热源的反应程度，温度不易控制，风险较大，目前临床已罕见使用。

3.体外血液循环法

是在动静脉间建立通路，与体外循环机及热交换器连接，在体外加热血液后，回输回人体，通过血液循环把热量带至全身的加热方法。此法加温速度快，但有创伤，易发生血管内凝血、血栓，使其临床应用受到一定限制。

（五）测温技术

热疗治疗能安全有效进行，必须有精准的测控温技术保证。实时精准热场温度测定是肿瘤热疗技术的重要内容。目前测温技术主要分为有创测温和无创测温两种类型。

1. 有创测温

又称侵入性测温，是将测温探头置入人体热疗部位测温的方法，是目前临床上常用的测温技术。常用热疗设备所使用的测温探头多为医用热电偶探头和热敏电阻探头。由于这两类探头都属于金属材料，在电磁场中工作时探头和导线极易受到电磁干扰而严重影响测温效果；测温元件的植入还会影响温度场的分布及热疗效果，甚至会引发安全事故；无法很好实现高频电磁场热疗的实时准确测温。近年光纤和渗碳聚四氟乙烯温度传感器的研发和应用使高频电磁场热疗实时测温技术有所突破，后者具有很好电磁绝缘性能，可在强电磁场、强辐射条件下工作，耐高温、耐腐蚀、抗雷击，且灵敏度高，多通路实时测温为监测高频电磁场热疗机的工作提供了安全保障和实时数据。不足之处：有创测温给患者带来痛苦；肿瘤内测温造成转移风险；所测温度为有限几个点的温度，难以反映总体真实温度变化。

2.无创测温

又称非侵入性测温，还未广泛用于临床，是测温技术发展方向和研究热点。目前主要技术研究有：电阻抗断层成像（electrical impedance tomography，EIT）测温、红外线热图引导技术、微波辐射测温、超声无损测温、磁共振测温技术（T1和M0法、D方法和PRF方法等）以及外加交变磁场的磁纳米测温法，技术尚不成熟，有待完善。

（六）基于治疗技术构建的肿瘤热疗技术体系

1.根据加温所达治疗温度

由高到低依次分为：气化热疗（>200℃）、固化热疗（60℃~100℃）、高温热疗（45℃~60℃）、常规高温热疗（41.5℃~45℃）、亚高温热疗（39℃~41.5℃）。

2.根据治疗范围

分为：全身热疗和区域或局部热疗。区域热疗通常指的是除外头颈部、四肢的躯干部分热疗；局部热疗则往往指的是病变部位的加热治疗。

3.根据加热源的不同

又分为：红外线热疗、射频热疗、微波热疗、超声热疗等。

第三章

热疗技术适应证与禁忌证

一、适应证

热疗是利用肿瘤组织和正常组织在宏观和微观上结构、功能的不同，在给予非电离作用的物理能量后产生不同的生物学效应，来达到控制肿瘤而几乎不损伤正常组织的治疗技术。与放疗相比，对正常组织不会造成不可逆损伤，无长期损伤叠加效应，可重复进行。故被称为"绿色疗法"，适用于绝大多数实体瘤治疗。根据治疗目的，分为：

（一）协同其他治疗控制肿瘤

1.与手术协同

通过术前热化疗、热放化疗、热免疫等使肿瘤降期，增加治愈手术率；通过术中、术后热疗，防治肿瘤术中种植、术后复发转移。

2.与放疗协同

热疗通过对放疗抗拒的S期细胞、乏氧细胞敏感杀伤、增加肿瘤周边组织含氧量、干扰亚致死损伤修复等机制增效放疗，提高放疗有效率。

3.与化疗协同

热疗通过增加肿瘤血液灌注、改变细胞通透性、防止化疗药物耐药、增加药物毒性等机制增效化疗。

4.与免疫及中医药协同

热疗通过增加肿瘤部位免疫细胞浸润、增强免疫细胞抗原递呈及吞噬能力、改善肿瘤免疫微环境等，协同增效免疫药物及免疫细胞治疗疗效；与中医药协同，促进肿瘤患者康复。

（二）独立应用控制肿瘤

肿瘤气化、固化等热消融治疗用于早期小病灶恶性肿瘤的治疗，如甲状腺乳头状癌、肝癌、肺癌等，可达到媲美手术的效果，而无手术损伤。

（三）治疗良性疾病

如口腔良性肿瘤、乳腺增生、甲状腺良性结节，各种慢性炎症、各种原发免疫疾病、循环不良所致功能改变、疼痛以及严重抑郁等，亦可优先选择热疗，能取得良好疗效，缓解伴随症状。

二、禁忌证

1.重要脏器病变随时威胁生命者

（1）严重心血管疾病：心衰、心梗、频发不稳定心绞痛、严重高血压、严重心律失常。

（2）活动性哮喘、咯血等严重肺部疾病、强迫呼气量（FEV）<50%的患者。

（3）严重脑血管疾病：脑肿瘤合并未控高颅压。

（4）急性脑出血、脑梗死、脑栓塞、急性脑炎、癫痫发作频繁等。

（5）肝性脑病等严重活动性肝病。

（6）严重肾病。

（7）严重血液系统疾病导致重度贫血、血小板减少等。

（8）其他重要脏器病变随时威胁生命者。

2.有活动性出血和大出血倾向者

（1）妇女经期。

（2）弥散性血管内凝血（disseminated intravascular coagulation，DIC）。

（3）活动的消化道、呼吸道出血。

（4）各种原因导致的严重血凝异常，如血小板减少，单独热疗时血小板 $<50 \times 10^9 / L$，合并化疗时血小板 $<80 \times 10^9 / L$。

3.严重感染生命体征不稳定者

4.中重度水电解质紊乱未纠正者

5.恶病质患者

6.躁狂类精神疾病患者

7.孕妇

8.携有电子医疗设备患者

包括心脏起搏器、植入式除颤器、输液泵、胰岛素泵、心脏监测电极和设备、深部脑刺激器、人工耳蜗植入物，等等。携有射频识别设备的患者，或携有任何其他植入式有源电子设备或监测系统的患者，是射频电容场热疗的绝对禁忌。可行红外线热疗；若肿瘤位于远离电子医疗设备的部位，可选择微波进行热疗。

9.加热区域内有金属植入物或导电异物

第四章

技术操作流程及注意事项

一、操作流程

患者进行热疗时，要严格遵循以下操作流程，以保证医疗安全和疗效。

（一）治疗前充分评估和准备

1. 充分评估，全面掌握患者情况，排除有禁忌证患者

（1）一般状况评估：生命体征、精神及神志、胖瘦、对热敏感度等。

（2）患者肿瘤情况评估：TNM 分期及潜在致命风险（出血、穿孔、高颅压等）评估。

（3）合并症及重要脏器功能评估。

2. 确定肿瘤热疗的目的和治疗方式

根据患者肿瘤及身体状况综合评估，结合肿瘤治疗目的，确立热疗在整合治疗中的地位和作用，并据此制定热疗治疗计划，包括：治疗部位、热疗方式（全身或局部、治疗温度）、热疗设备、热疗频次等。

3. 查验所用治疗设备

确保其各项技术参数达标稳定（详见技术质控部分），保证治疗能安全有效进行。

4. 充分与患者及家属沟通，签署知情同意书

治疗前须和患者及家属详细沟通病情，交代本次治

疗目的、治疗方法、可能受益和并发症、治疗前、中、后注意事项及相应的预处理方案。征得患者及家属同意后，于治疗前签署知情同意书。

（二）治疗过程中规范操作和严密监测

（1）于治疗前检测患者体温、脉搏、血压、呼吸等生命体征，并协助患者保持舒适体位，精神放松勿紧张。

（2）严格按各治疗设备规范化操作流程执行，做好测温元件及相关防护器具摆放。

（3）治疗中，勤与患者沟通并观察生命体征变化，根据患者耐热情况调整设备输出功率，防止功率过高产生热损伤；并通过观察温度曲线，调整输出功率进行控温，以达预期治疗温度。

（4）治疗中需采用实时测温方式进行温度监测，含体表测温和深部测温。胸部加温应用食管内传感测温器，瘤内测温最佳，腹盆部加温至少应用直肠内传感器测温。有条件行瘤内测温，最好多点测温。可设传感器测量口腔或腋下温度，以对全身温度进行监测。治疗中瘤内治疗温度原则上至少要>39.5℃，瘤周正常组织温度不能>43℃（颈部热疗时，外耳道温度≤41℃）。

（5）治疗中应监测血压和心率的变化，做好补液等支持处理。患者在热疗中出现全身温度过高、心率过快、出汗过多、血压异常升高或皮肤剧烈疼痛时必须立即中止治疗，采取措施缓解后可根据情况选择继续治疗，必要时停止治疗。

（6）建立完整治疗记录，应包括：辐射器大小、患者治疗体位、辅助设备如水袋等使用情况；使用功率、能量、各测温点的数据、温度曲线及温度参数；治疗过程中患者心率、血压、加温部位的热感觉、疼痛感觉、是否出现皮肤烧伤和是否出现皮肤硬结等情况。

（三）治疗结束观察与随访

治疗结束后为患者擦去汗液，更换干燥衣物，检测患者体温、脉搏、血压、呼吸、神志等生命体征，一切平稳，观察10~15 min后，返回病房。治疗后密切随访患者病情变化。

二、注意事项

（一）人员要求

作为一种物理治疗技术，热疗同放疗类似，是热疗物理学、热疗生物学和热疗治疗学相互融合发展的结果。所以，合格的从业人员是热疗技术安全有效实施的基本保障，包括热疗医师、物理师和技术员，均须经过规范的热疗技术理论培训和操作培训，经考核合格后，方可上岗。

1.肿瘤热疗医师

须经过肿瘤学科规范化和专业化培训以及系统热疗技术培训，熟悉肿瘤热疗技术体系及其抗肿瘤作用及方式，掌握技术的治疗适应证与禁忌证，有肿瘤综合治疗理念，可制定包含热疗在内的肿瘤多模态治疗计划，在整合治疗范畴内，正确使用热疗技术。

2.物理师和技术员

物理师和技术员须熟练掌握本单位热疗设备的操作方法，熟知其适用范围、禁忌证、操作流程、安全处理预案以及特别注意事项，做好治疗评估，应对不良反应，严格遵守治疗规范（包括足够治疗时间、有效间隔时段、联合治疗序贯），保证每次治疗效果（监测温度/热剂量/生物学效应），并重视治疗设备的质量控制及安全检查，制定技术执行SOP。

（二）设备质控

如前所述，不同物理加温技术有其独特的优势，亦有无法忽视的不足。为满足不同部位、不同治疗目的的肿瘤热疗需要，选择合适的治疗设备并在整个过程中进行严格质控是保证治疗安全有效顺利实施的关键。质控要求具体如下：

1.设备资质确认

不论是哪种肿瘤热疗设备，均需获得国家药品监督管理局的注册许可证，分类为Ⅲ类医疗器械。

2.使用前设备参数查验

（1）设备外观检查：包括：①检查仪器面板指示灯、数目及测量探头等相应功能状态；②辐射器是否有破损、输出电缆是否有磨损、微波是否有泄漏以及加热情况；③检查测温探头是否断裂、绝缘性保障等，以预知测温、控温作用的好坏。

（2）设备功能查验：是最基本的检验项目。热疗设备需检测辐射器热场分布图（包括SAR图形和热场分布图），根据结果判断设备使用范围与效能；若为HIFU设备，须验证聚焦点精准性及加热范围；冷冻设备须确认冰球成型速度与范围。SAR：是指单位质量物质对外加能量的吸收率，反映外加能量对组织的加热能力（产热率）以及组织对外加能量的吸收特性，所呈现的是瞬间热场图，加热时间比较短，一般在3~5 min。热场分布图则是在体模模拟执行装置（辐射器）实际应用情况的热分布图，用于了解设备的热场分布和EHD，所加热的时间比较长。

（3）了解不同加热源品质、性能及冗余量：作为用于临床治疗的功率源，应能承受一定的负载阻抗失配，无论产品说明书中是否注明该设备承载受负荷阻抗匹配能力如何，都应测试确定这一性能，熟悉此指标有助于使用者了解设备的性能。

（4）测温装置的数量与精准性：常用的测温元件有热电偶、热敏电阻、高阻导线热敏电阻和光纤。总体需满足国家医用标准委员会对热疗设备制定的标准；满足不同设备类型的测温装置硬性要求，包括测温通道数目、测温误差、测温线直径等。一般应随机提供标准温度计，以满足确定测温系统标定精度，用于校验设备所测量温度的准确性。

（5）其他：对加热控制所有软件、硬件查验，看其对温度或其他检测参数有否正确响应，确保不产生误操作或加温失控；进行远距离操作时应配有图像监控观察。

3.设备使用中的质量控制

热疗设备的基本结构单元有功率源、功率测量系统以及执行装置。微波设备的功率源为微波源，其执行装置为微波天线；射频设备的功率源为射频功率发生器，执行装置为成对电极；超声设备的功率源为超声波，其执行装置为超声聚焦换能器；冷冻设备的气体源是氩-氦气体；磁感应热疗设备的功率源是电磁场，执行装置为交变磁场。

（1）微波设备：包括进行温热治疗的普通微波治疗仪、高能微波聚束治疗机及进行热消融治疗微波消融仪。影响微波加热原因，主要有驻波比过高、微波天线异常（老化或故障）、电源故障等原因。故需对设备进行定期检查、维护、保养和检测。在使用微波设备进行热疗时，需要特别关注驻波比。驻波比是指合成场中最大值与最小值之比，亦称为驻波系数。在应用中理想最佳值为1，实际往往达不到，只要最大值≤3即可。发生驻波比增高的常见原因有：接口松动或氧化、传输线路老化，这些可能导致接触不良、微波传送障碍，使得局部发热，过热可能将设备烧坏。对于微波消融针需对包装进行密封性检查，避免发生微生物污染。

（2）射频设备：这类设备包括进行温热治疗的电容性射频治疗机以及进行热消融治疗的射频消融仪。射频加热治疗系统热场分布主要靠电极大小调整，存在脂肪层过热和电流集中效应的特点。临床应用较广泛的射频加热方法是容性射频加热法，在行加热治疗时，需特别关注匹配。匹配是指负载阻抗与激励源内部阻抗互相适配，得到最大功率输出的一种工作状态。在纯电阻电路中，当负载电阻等于激励源内阻时，输出功率为最大，称为匹配；否则称为失配。在使用射频热疗设备时常通过设备调配装置进行调整，要求入射功率与反射功率比值≤10%，最好≤5%。只有阻抗匹配处于最佳状态才能获得最大功率传输。治疗期间出现匹配增高，甚至出现失配原因很多，如汗水浸湿衣物、患者位置移动、射频输出改变等，在治疗时需不断进行调整，使匹配能一直处于较佳状态。

根据射频加热特点，在进行深部/区域加热时，水袋使用极为重要，不仅可增加极板与加热组织间的贴合度，有助匹配处于较佳状态；而且通过水袋本身，对体表起冷却作用，有助于减轻因脂肪过热和电流集中效应所致的局部疼痛。对射频设备的质量控制，除需对设备进行定期检查、维护、保养和检测外，还需对水袋进行定期检查和消毒，必要时进行更换。对于射频消融针需对包装进行密封性检查，避免发生微生物污染。

（3）高强度聚焦超声系统：高强度聚焦超声治疗系统是集诊断和治疗于一体的治疗装置，采用影像（超声/MRI）诊断技术明确肿瘤大小后，利用计算机计算出治疗过程，将治疗区肿瘤分割成1、2、3、…、n小块，实现控制换能器处于某一聚焦位置，通过换能器来回转动，其转动角度根据肿瘤的形状大小而设置，聚焦换能器根据治疗设置移动一格，重复上述转动情况，也即通过点-线-面-体模式进行聚焦消融，直至完成整个肿瘤区域的治疗。因此，在通过高强度聚焦超声进行热消融治疗时，为保证治疗靶区的精准性与有效性，需要对以下指标进行特别关注：①聚焦点的范围；②由高分辨影像引导的定位系统与聚焦点的吻合度；③与肿瘤毗邻关系的组织（避免发生二次聚焦）；④治疗水脱气系统的负压值；⑤机械运动的精准性；⑥治疗水囊（或水袋）表面的消毒，避免发生交叉感染。为实现质量控制的要求，至少每周需要对以上关注点的相关指标进行验证，尤其是HIFU的焦点进行校准；有条件时，每日进行验证。详见本指南HIFU技术的章节。

（4）体腔循环热灌注机：此类治疗设备设计相对比

较简单，其治疗作用包括高温控瘤和机械性冲洗，虽然不同设备设计各有千秋，但在质量控制方面有着一致性，即需对加热装置、升温速率、温度控制、进出入水流速以及置管和连通管密封度进行严格把关，避免出现通路漏液和微生物污染。

（5）红外全身热疗系统：此类治疗设备设计相对比较简单，在设备质控方面需要特别关注的主要是加热性能的稳定性、加热速率与温控以及测温系统的精准性。有关测温相关的质量控制详见测温系统部分。

（6）冷冻消融治疗设备：由于以氩氦刀为主流的冷冻消融设备，其冷冻消融是基于气体节流效应（焦耳-汤姆逊原理），高压气体流经小孔产生急剧膨胀，吸收周围热量使其周围温度发生显著降低的过程，高压氩气通过一段传输管路到达探针，再沿高压管道流动，高压气体从刀尖小孔进入较大空间发生节流效应进行制冷，最后气体再经过传输管路外的空间释放到大气中；刀杆有热绝缘性，以减少穿刺路径冷损伤。因此对于此类设备的质控，需要特别关注冷冻气体的压力、通道是否有破损以及消融针的完整性。详见本指南微创诊疗的章节。

（7）磁感应治疗系统：磁感应治疗系统由三部分组成：产生交变磁场的设备、在交变磁场下产热的介质以及磁感应热疗计划系统的医疗软件。要满足相应治疗条件，在质量控制方面根据以下要求实施。①磁感应治疗机：须保证磁场频率、磁极间磁场强度、磁场均匀度稳定，循环冷却水流速稳定，治疗床控制精准。②磁介质需有良好的组织相容性，以及无毒或低毒，并需获得国家药监局医疗设备的注册证。③医疗软件需获得国家药监局的软件注册证。

（8）测温系统：目前肿瘤热疗设备所配的测温装置多为热电偶、热敏电阻、光纤等温度传感器。使用设备前，需要了解所配温度传感器的物理特性，如测温精度、稳定性、响应时间、温度分辨率和空间分辨率；对抗电磁波干扰的敏感性；测温探头外套管对测温精度的影响；测温探头和引线弯曲或纽结所引起的效应。由于现在多种热疗设备所使用的测温传感器是通过测量电阻抗转换过来的，所反应的温度读数与通常使用的水银或酒精温度计不同，不是一种直接反映，因此在设备使用期间要定期进行温度校准。在进行温度校准时，要选择最接近临床实际治疗的条件进行校验，应重复若干次，比较各组测量数据，用以核查数据采集、测量、记录及显示精度，一旦发现异常需及时更换。

比较理想的温度传感器指标如下：①物理尺寸：直径以<1 mm为佳；②引线长度：在有足够信噪比的前提下，引线越长越好，至少要>200 mm；③测温精度：测温精度不能超过±0.3℃；④控温精度不大于±0.5℃；⑤稳定性：具备较强的抗电磁干扰能力；⑥对温度变化反应越迅速越好（要求<10 s）；⑦测温通道数量：温热热疗设备测温通道不少于5路，测温范围至少须包括35℃~45℃范围。

三、热疗技术护理要点

（一）治疗流程及护理常规

1.治疗前护理

（1）建立热疗前访视制度：①护士参与制定综合治疗方案，明确热疗形式。②了解热疗病灶部位及相关危及器官、病人生活质量评分、合并症，制定个体化热疗方案，包括消除和减轻热疗相关副作用方案。③给予心理护理，访谈患者及家属，对其讲解热疗相关知识，使其配合治疗。④签署患者知情同意书。

（2）患者准备：指导患者穿棉质衣服，上机前排空大小便，去掉手表、金属首饰，备干毛巾、一杯温水及更换衣服。

（3）保持治疗室环境整洁，温湿度舒适。

（4）核对检查治疗申请单、医嘱及知情同意书，为患者测量血压、心率。

（5）协助患者上机，置于正确、舒适体位。

2.治疗中护理

（1）调整机器各参数，开始治疗。

（2）密切监测温度情况，及时调整。

（3）与患者保持有效沟通，听取患者感受，以防烫伤。

（4）加强巡视，及时发现问题，以便给予及时处理。

（5）注意保护患者隐私。

3.治疗后护理

（1）治疗结束后，调至各参数归零。

（2）测量患者血压、心率，嘱休息 3~5 min，协助其缓慢下床。

（3）安置患者于观察室，更换衣物，帮助患者饮用适量温开水。

（4）休息 10~15 min 无任何不适后，由陪护陪同离开。

（5）告知患者及陪护，保证患者营养均衡。多食优质蛋白质、高维生素等食物，少量多次饮用温开水，避免进食辛辣刺激类食物及不易消化类食物。

（6）治疗结束后做好记录，包括患者基本信息、给予功率、监测温度、治疗前后血压及心率。

（二）并发症的处理

1.热疗烫伤

（1）特点：一般为女性，肥胖者易发生。面积小，常见为局部红斑或小水泡，浅Ⅱ度以下。

（2）预防：①热疗前做好充分准备，评估热耐受情况，做好安全教育。②严格护理常规，选择合适的辐射器。③用水袋隔离。避开肌腱、瘢痕、骨突处，脂肪过多，使用水袋。④加强巡视，及时处理皮肤过热情况。⑤及时调整辐射器。

（3）处理：①皮肤潮红：皮肤降温，冰袋冷敷，15~20分钟/次，间隔5分钟。②水泡：如水泡大于1cm，在无菌技术下穿刺抽吸积液，保持局部清洁。必要时涂抹烫伤膏，加强局部换药。

2.脂肪硬结

（1）特点：皮下脂肪过厚者容易发生，皮下脂肪吸热过多，散热不良所致。

（2）预防：使用冷水袋，调整功率，降低体表温度。

（3）处理：发生脂肪硬结无须处理，数周后可自行消散。

3.虚脱

（1）特点：患者身体虚弱，出汗过多所致。

（2）预防：做好热耐受评估，根据患者出汗情况及时调整功率及环境温度。

（3）处理：及时补充水分、营养，必要时给予静脉补液。

（三）随访

（1）建立患者完善的信息登记。护士在进行热疗前、中、后查看CT或MR等影像客观检查结果，用于评价肿瘤治疗后的情况。

（2）告知患者热疗后1、3、6个月均要进行复查，各项检查结果对照比较，了解治疗后的变化和决定后期是否继续治疗。

（3）热疗治疗后6个月以上者可3个月或半年复查一次，发现问题，及时治疗。

四、热疗临床疗效评价标准

肿瘤热疗的疗效评价并无特殊方法，而是借助于一些通用的临床方法，主要包括：生存质量评价和客观疗效评价。

（一）生存质量评价

1.生存质量的含义

生存质量又称生命质量、生活质量及生命质素等。WHO生存质量测定包括：①生理领域；②心理领域；③独立性领域；④社会关系领域；⑤环境领域；⑥精神支柱或宗教或个人信仰领域。每领域下包含不同指标，共24个方面。

2.生存质量评价

通过制定功能状态量表，以期更加准确而全面地评估患者生存质量变化。常用功能状态量表有：KPS评分量表、ECOG行为状态量表与QLQ-C30量表等。尚有针对某一种肿瘤患者的附加量表和肿瘤患者的生活质量核心问卷。

（二）客观疗效评价

实体瘤疗效评价标准（response evaluation criteria in solid tumors，RECIST），参照 WHO 标准和 RECIST 评价标准（详见本指南有关章节）。

第五章

技术的局限与不足

虽经长时间发展，热疗已成为继手术、放疗、化疗、生物治疗之后的第五大肿瘤治疗手段，但受科学技术本身发展限制，其在肿瘤整合治疗领域仍处于辅助治疗地位，目前还存在诸多局限和不足。

一、实时无创测温技术亟待突破

实践显示，在应用相同加热技术加热同等时间后，不同深度、不同大小、不同毗邻以及不同结构的肿瘤组织及邻近正常组织热场分布不均匀，表现为一点 46°C，另外一点 38°C，热生物学效应也随之明显不同。故要保证热疗安全有效进行，加热区域无创、实时、精准、全域热场分布监测是加温技术实施、调整及疗效保证的基础。目前临床上多采用有创测温技术，如把热电偶、热敏电阻之类的温度传感器插入肿瘤组织及正常组织进行单点或多点的直接测温，不仅不能全域反映肿瘤组织和正常组织在吸收物理能量后的真实温度变化，而且，此类侵入性肿瘤测温方法相对危险，且易受电磁场干扰，有很多技术缺陷，限制了肿瘤热疗效应研究及临床应用。近年来，无创性测温技术受到越来越多关注，如超声温度检测技术、微波温度检测技术、红外热成像技术、MRI温度检测技术等，但目前技术仍不成熟，临床上实现相当困难，如MRI温度检测技术来检测热疗过程，原理上可行，但其空间和温度分辨率仍相当低。因此，需要开发更精确、更灵敏无创实时温度监测技术，并与热疗仪器相整合，来推动热疗基础研究和临床应用深入拓展。

二、缺乏公认合理的热剂量单位

热生物学效应需要一个可客观反映强弱程度的评价标准，此标准应简便易行、可被处方化，且与治疗预后密切相关，能被业界普遍接受并共同使用，就像放射剂量"Gy"一样的剂量单位。拥有这样一个标准，才能使热疗基础研究及临床应用具可重复性，研究数据具有可信度和可比性。目前热疗常用热剂量表达有以下几种：ETD，肿瘤最高温度、最低温度及平均温度，肿瘤温度十分位描记码，T90 43°C等效积累时间等。虽然有关热剂量研究较多，但由于测温技术、加温技术、肿瘤自身因素等诸多因素对热生物学效应均有干扰影响，目前，仍无一个公认、合理的热剂量表达单位，严重阻碍了肿瘤热疗学科理论体系的建立及技术水平的提升。

三、热疗生物学理论体系还有待系统和完善

有关热疗生物学机制研究较多，但尚未达成共识，有些热疗现象还无法完全解释。热疗许多机制仍是处于理论

水平。例如，当温度超过41℃时，DNA修复抑制作用已在体外得到证实，但由于温度测量方面的挑战以及在患者治疗前后立即获得肿瘤样本的困难，体内所需温度尚无法证明。热疗治疗肿瘤的机制非常复杂，涉及基因、蛋白质、亚细胞器、组织结构等，也与温度、加温方式及持续时间等各种物理因子密切相关。系统研究不同水平的热疗生物效应可以为未来热疗有效治疗肿瘤奠定基础。

四、各种加温技术的局限性有待改进和突破

各种加温技术均具有本身的局限性，如超声波热疗，由于超声波在声阻抗相差很大的两种介质中传播时会发生大量反射而不能穿透，故不能穿透含气组织，也很少能穿透骨骼，因此不能治疗肺癌、食管癌，也不能治疗被肋骨阻挡的肝癌。微波热疗穿透深度浅，仅对人体浅层部位肿瘤治疗效果较佳，而对较深部位肿瘤疗效很差。多变量分析显示，肿瘤深度（<3 cm和≥3 cm）是影响肿瘤热疗缓解率独立预后因素。射频容式加温技术虽然穿透深度有所增加，但其易被干扰、易散射，聚束性差，加热效能低下，不能有效到达深部肿瘤形成均匀热场，不能有效地对肿瘤进行靶向性加温。光热疗法主要缺点之一是光对组织的穿透深度有限，这使其只能治

疗位于表面或组织下几毫米处的实体瘤。与光热疗法相比，磁热疗法具优异磁场组织穿透力，能治疗位于任何组织的深部肿瘤。然而，较差磁热转换效率严重影响疗效，阻碍临床应用。近年来，随着热疗技术工程学发展，新的热疗技术如经颅骨超声聚焦治疗技术、大功率微波聚焦技术等，逐步改进了这些缺陷，进入临床，改善热疗技术应用现状。

五、热疗技术研发与应用转化尚未形成良性循环

热疗学科发展与技术提升，需要物理、生物、技术、医学、护理等多方面人才共同关注和参与。但由于上述因素所限，热疗在肿瘤治疗中一直处于辅助治疗地位而不被重视，弱化需求无法形成强大产业研发驱动和临床应用转化，故专业基础研究人员和临床应用研究人员很少，系统化理论研究、规范化多中心临床试验及相互之间转化更是少之又少，使热疗临床数据等级不高，在诸多指南中不能获得推荐，继而又影响热疗在肿瘤整合治疗中的应用，形成恶性循环。这是目前限制肿瘤热疗技术提升的一大瓶颈，需要通过学术科普、加强医学本科生和研究生教育，纳入肿瘤综合学科规范化培训等多方面努力才能逐步改善。

第六章

全身热疗

一、技术方法

利用生物因子或物理能量如细菌毒素、射频电磁场、微波、红外线等，产生热效应使全身体温升高达到38.0℃~42℃，以治疗肿瘤又不损伤正常细胞及组织的一种治疗方法。目前常用的全身热疗技术有：水滤红外线A波段（water-filtered infrared A radiation，wIRA）辐照全身热疗，聚束微波全身热疗，远红外线辐照全身热疗，射频太空舱全身热疗。

二、适应证

（1）临床确诊的恶性肿瘤，患者能耐受并愿意接受全身热疗。

（2）配合放疗、化疗等其他抗瘤技术的整合治疗。

（3）肿瘤康复期预防复发转移治疗。

（4）其他治疗后复发的控瘤治疗。

（5）晚期全身广泛转移的姑息治疗。

（6）合并抑郁症肿瘤患者的心理康复治疗。

三、禁忌证

（1）重要脏器病变随时威胁生命者。

（2）有活动性出血和大出血倾向者。

（3）严重感染生命体征不稳定者。

（4）中重度水电解质紊乱未纠正者。

（5）恶病质患者。

（6）躁狂类精神疾病患者。

（7）孕妇。

（8）携有电子医疗设备患者。

（9）加热区域内有金属植入物或导电异物。

四、操作流程及注意事项

除遵守热疗技术共性操作流程和注意事项外，还需特别注意：

（1）对患者进行全面检查和评估，制定全身热疗和整合治疗方案。

（2）全身热疗每次治疗时人体参考点温度在38.0℃~41.5℃，维持45~60 min。配合化疗、放疗和免疫治疗时温度可适当降低。再次治疗时间间隔≥72 h，根据病情需要可重复多次治疗。

（3）加热前准备：确认可行全身热疗后，将患者送入热疗室。接受红外舱治疗的患者入舱后，固定背部传感器（肩角下角线与脊椎交点）、患者仰卧于治疗床上；接受高能微波全身热疗治疗者，需注意保护晶体及睾丸。布设体外、直肠温度传感器。监测生命体征和血氧饱和度，必要时吸氧。全麻情况下全身热疗，为防止褥疮发生，患者枕部、骶尾部及足跟部需加垫棉垫，使足跟部悬空；实施导尿，并留置导尿；固定四肢；患者眼睑内涂红霉素眼膏，并戴眼罩，敷凉毛巾。实施深度镇静在于减轻机体过度应激反应，深度镇静以患者维持睡眠状态，对言语刺激有反应，深反应减弱或消失，呼吸、心率、血压及尿量正常，对外界言语刺激有反应为基准，调节镇静剂用量。

（4）治疗中监测：①体温监测：a.体表温度监测要求体表温度监测点应均匀分布在体表各区域；b.体表温度监测点应≥5个；c.必须实时、不间断观察各体表观测点温度；d.体表各点温度均需≤41.5℃。②体内温度监测：a.要求体内温度监测点≥1个；b.体内监测点位于直肠（代表腹腔温度）；c.控制体内监测点温度≤41.5℃。红外线或微波体表加热时，人体皮肤温度首先升高，实时观察各体表观测点温度，控制设备使其均匀升高，要求≤41.5℃。体内温度观测点位于直肠，以该点温度代表腹腔温度／体核温度，加热过程中直肠温度持续上升，一般升温速度为每5 min内0.2℃。如低于该速度，提示升温较慢，应分析升温慢的原因。人体体温达到

38.5℃以上时，由于机体体温调节作用，常会出现排汗增加，影响升温，此时可静注东莨菪碱0.3 mg抑制排汗。当直肠温度达到40.0℃时停止高功率加热，维持一定时间，控制直肠温度≤41.5℃。人体监测点温度在39.0℃~41.5℃，维持60 min。③体液监测：随着体温变化，人体内环境处于应激状态，应随时记录补液量和尿量，根据心率和血压估测血容量情况，进行补液调节。④热剂量监测：全身热疗设备的软件，需有累积热剂量功能，为便于比较，建议该剂量定义为ETD38.0℃~41.5℃，单位为min。累计热剂量（ETD38.5℃）应该>60 min。

（5）治疗中辅助治疗措施：①补液：随着体温升高，全身血管扩张，导致血容量相对不足，且此时大量出汗以及呼吸、尿液损失，治疗过程中应注意积极补液。麻醉情况下输液总量为4000~8000 mL，1000~2000 mL/h（参考监测数据）。晶胶体比为（2~3）：1；晶体：平衡液、25%~50%葡萄糖；胶体：羟乙基淀粉或琥珀明胶、白蛋白、血浆。保证24 h尿量≥800 mL（热疗后2 h内尿量至少>30 mL/h）。未麻醉下，根据出入量补液。②能量补充：葡萄糖1~3 g/kg，适量补充维生素。

（6）治疗后处理：①麻醉下，拔除温度传感器、监护电极，将患者平移出加热舱，返回病房后须保温卧床6 h以上。②术后常规热疗护理（预防迟发烫伤、褥疮护理），对局部皮肤红斑（轻微烫伤）部位进行重点冷敷治疗。③对面部浮肿明显患者，有可能存在脑水肿，可适当予甘露醇脱水治疗。④术后补足碳水化合物、氨基酸、脂肪和维生素类营养素。⑤全身热疗中、后期，会出现一过性血容量不足，甚至低血压，要给予充分液体补充，提高血容量。⑥热疗后第2~3 d，会出现体温反弹，一般在38.0℃~38.5℃，多系肿瘤组织坏死后蛋白碎片吸收热，不需特殊处理。但需排除继发感染。

五、不良反应处理

1.低血压

充分补充血容量，应用血管活性药物，如多巴胺、间羟胺等。

2.造血系统

使用集落细胞刺激因子，刺激骨髓造血细胞的分化成熟。

3.人体表皮或体内组织热损伤

在表皮表现为烫伤，一般Ⅰ-Ⅱ度。常规烫伤处理及护理即可，注意防止感染。

4.定向力障碍

少数患者（0~33%）会出现一定程度定向力障碍。敏感者，治疗过程中可用头部冰敷或冰帽。一般无须特殊处理，将在1~3 d内恢复正常。

5.心律失常等心血管异常

（1）窦性心动过速（心率持续>140次/分）：艾司洛尔即刻控制剂量为1 mg/kg，30 s内静注，继之给予0.15 mg/（kg·min）静脉滴注，最大维持量为0.3 mg/（kg·min）。

（2）室上性心动过速：普罗帕酮1~2 mg/kg静注，30 min后重复注射。合贝爽0.25 mg/kg生理盐水稀释至20 mL，缓慢静注5~10 min，必要时15~30 min后重复注射，维持5~10 mg/h静脉滴注12~24 h。

（3）室性心动过速：心率<200次/分钟：首选利多卡因。胺碘酮75~100 mg生理盐水稀释至20 mL分3次，每次5~10 min静注，维持0.5~0.75 mg/min静脉滴注，需要时15 min后重复注射，剂量<75~100 mg，总量<1.2 g/d；心率>200次/分钟（有发生室颤危险）：非同步电击复律。

（4）早搏：室性早搏首选利多卡因50~100 mg静注，

每 5~10 min1 次，总量<4 mg/kg，维持 1.5~2.0 mg/min 恒速静脉滴注，总量<3.0 g/d。

（5）低血压：在充分补充血容量的基础上，运用血管活性药物，如多巴胺、间羟胺。多巴胺 2~5 μg/（kg·min）使尿量增加，心排血量不变或轻度增加；6~10 μg/（kg·min）增加心排血量，尿量维持，开始时心率、血压增加；11~20 μg/（kg·min）使心排血量增加明显，心率和血压增加，肺毛细血管压增加，可致心律失常。

6.消化系统

部分患者治疗后会出现消化道反应，如恶心、呕吐、腹泻，可在化疗前或后给予恩丹西酮 8 mg注射。

7.其他

（1）红外线眼损伤：角膜损伤、白内障以及视网膜脉络膜灼伤。接受红外线治疗，若照射部位接近眼或光线可射及眼时，应用纱布遮盖双眼。并可适当涂抹护眼药膏。一旦发生红外线眼损伤应遮住保护双眼，预防感染，并对症处理。视网膜脉络膜灼伤后可用皮质类固醇、维生素 B、血管扩张剂、扩瞳剂及球后注射激素等。

（2）镇静药物副作用：主要是呼吸抑制，治疗过程中应密切观察生命体征变化，随时调整镇静药物剂量和速度。准备好抢救药物和器械。

六、护理要点

（一）全身热疗前护理

1.患者评估

（1）评估患者的生命体征、心肺功能、卡式评分、疼痛评分及意识状态：治疗前对患者进行全面评估，及时发现并排除治疗禁忌证；对疼痛评分≥4分者，应通知医生，暂缓治疗，及时干预，待疼痛缓解后再行治疗。

（2）评估患者的皮肤及营养状况：注意保护患者皮肤瘢痕处、消瘦患者的骨隆突以及胸骨凹陷处，避免过度受热或积汗后导热增加引起皮肤刺痛，甚至烫伤以及避免长时间卧位导致压力性损伤；营养状况不佳者应根据需要适当补充能量合剂、氨基酸、脂肪和维生素等。

（3）关注患者既往史及现病史，如服用心血管类、镇静类及止痛类药物，及时询问医生是否需要调整用药；因热疗会加速成分释放和加速药物吸收，应在热疗前撕去止痛贴剂，如芬太尼贴剂等。

（4）有深静脉导管、血液透析导管、胸腹腔引流导管等特殊导管的患者，评估导管固定是否妥当，敷贴是否有卷边、破损等情况，有异常者应及时进行更换并妥善固定，防止治疗过程中因大量出汗导致导管滑脱或穿刺处感染。

（5）评估患者是否有植入性金属（例如：金属支架、骨科钢板等），告知医生及时排除禁忌证。

2.检验及检查

（1）检验：血常规、尿常规、生化指标、心肺功能、肿瘤标志物及免疫功能。

（2）检查：心电图和超声心动图、胸片或胸部CT、腹部或盆腔MRI。

3.全身热疗前准备

（1）休息与饮食：治疗前一晚嘱患者放松心情、保证充足睡眠以确保有足够体力耐受热疗，酌情给予小剂量镇静药物；治疗前一餐应进食清淡易消化食物，忌过饱和空腹。

（2）患者准备：穿棉质内裤及干净病患服，有尿路刺激征及尿失禁患者应穿纸尿裤；去除佩戴的金属物品、所带磁性物品、饰品、假牙以及假肢；治疗前排空二便；陪护一名。

（3）需携带物品准备：浴巾两条，一条垫于身下，一条用于进入太空舱前保护隐私，以及擦汗毛巾一条，因治疗过程中出汗较多，应准备吸水效果较好浴巾及毛巾；中单一个；水杯及吸管；棉质内裤一条；根据季节及天气选择合适外套；糖块、功能饮料或饼干。

（4）治疗相关知识宣教：用通俗易懂的语言向患者介绍全身热疗基本知识、治疗室环境及治疗过程；向患者解释不能穿衣服及内衣原因，可在治疗室的更衣室内脱掉衣物，用浴巾裹住身体，待太空舱关闭后再将浴巾去除；介绍治疗中体位配合，一般为仰卧位，告知患者治疗过程中并非保持不动，可小幅度调整卧位；告知患者全身热疗的无创性和无痛感；向患者说明可能出现的不适感及并发症，嘱其出现不适感时勿紧张，及时告知医护人员，并告知患者治疗过程中可随时停机出舱；告诉患者治疗过程中医护人员及陪护将全程在旁并能随时交谈，同时，通过监测设备时刻关注患者情况；告知患者治疗结束出舱后要及时穿衣保暖并更换干爽内裤，避免感冒。

（二）全身热疗中护理

1.一般护理

（1）根据治疗需要协助患者取仰卧位，注意观察受压部位皮肤，如有瘢痕、骨隆突等情况可酌情予以保护，同时关注患者卧位舒适度。

（2）在布设体外、直肠温度传感器时，除妥善固定外，要充分考虑患者舒适度，尽可能做到避免局部受压。

（3）治疗过程中应全程予以吸氧，维持充足的供氧，注意用氧安全。

（4）治疗过程中随体温上升，出汗增加，应及时擦干面部汗液，避免进入眼睛、耳朵引起感染；如出现大汗淋漓、血压下降、心率过快等不适，应及时告知医师并停止治疗，根据情况进行相应处理。

（5）治疗过程中患者皮温过高或主诉有烧灼样、针刺样痛感，应及时告知医师并停止治疗，观察患者皮肤有无烫伤，根据情况进行相应处理。

（6）如出现心悸、出冷汗、头晕、震颤、饥饿感等低血糖症状，嘱患者进食糖块、巧克力或功能饮料，并密切观察，如无缓解，及时告知医师并停止治疗。

（7）头部护理：高热状态下可直接导致中枢神经系统受损，过热可引起脑组织明显充血、出血和脑水肿，甚至惊厥。治疗过程中应持续观察温度变化，注意升温速度不宜过快，一般控制在每 5 min 升高 0.02℃，当体温升至39℃时，置冰帽于头部以保护脑组织减少脑水肿，同时给予充足氧气吸入，必要时可给予利尿剂脱水降低颅内压，减轻脑水肿。

（8）注意保暖：治疗过程中如有出舱情况发生，应帮助患者擦干身上汗液，及时加盖衣物保暖并注意保护患者隐私。

（9）预防跌倒：因出汗较多，如需如厕，家属或陪护应须全程陪护在旁，防止发生跌倒造成机体损伤。

2.治疗中监测

（1）治疗全程予以心电监护：密切观察并记录患者生命体征变化及主诉，特别是体温、心率、血压、呼吸、血氧饱和度，有无胸闷及心悸等，如发现患者出现心悸、大汗淋漓、恶心、头痛等较严重反应时，及时通知医师予以处理，根据需要实施暂停治疗，确保患者安全。

（2）温度监测：体表各点温度≤41.5℃；控制体内监测点温度≤41.5℃；一般升温速度为每5 min内0.02℃，如低于该速度，提示升温较慢，及时进行调整；人体体温达到38℃以上时，由于机体体温调节作用，常会出现排汗增加，影响升温，此时需加强观察；当直肠温度达到40℃时停止高功率加热并维持60 min，需密切关注直肠温度及体表温度，确保直肠温度维持在≤41℃，体表温度在39.0℃~41.5℃。

（3）循环系统监测：随着体温升高，大量出汗，循环容量不足，心脏负荷过大，易引起窦性心动过速或血压下降等情况发生，应及时发现并根据情况进行处理；心律正常、心率推荐控制120~140次／分钟，维持血压≥80~90／40~50 mmHg，维持平均动脉压在60 mmHg。

（4）呼吸系统监测：高温状态下，阻力及容量血管均扩张，主要脏器灌注下降，细胞代谢增强，需氧量增加，应全程给氧；充分给氧，鼻吸氧流量2.0~2.4 L/min间；保持呼吸频率10次／分钟以上，血氧饱和度99%以上，必要时给予面罩给氧。

（5）体液监测：随着体温变化，人体内环境处于应激状态，注意观察患者出汗及排尿情况；根据心率、血压估测血容量情况，及时发现异常，遵医嘱补液调节或停止热疗；热疗过程中嘱患者补充水分。

（6）消化系统监测：经体外高频热疗治疗的患者，治疗时易出现呕吐，应为患者准备好塑料袋，一旦出现呕吐，协助其将头侧向一边，避免窒息。

（三）全身热疗后护理

1.返回病房前护理

（1）治疗结束后询问患者有无不适，在保温环境下，协助患者擦干身上汗液并加盖浴巾或衣物，检查皮肤有无烫伤、淤斑、水肿或压力性损伤。

（2）协助患者缓慢坐起，在家属或陪护陪同下至更衣室穿好衣物，过程中应多次询问有否头晕、心悸、呼吸困难等不适。

（3）嘱患者吹干头发（必要时戴帽子）后再返病房，途中注意遮风保暖，避免感冒。

2.返回病房后护理

（1）观察并记录患者的生命体征及主诉，告知患者2 h后方可沐浴。

（2）密切关注患者皮肤状况，如有难以消退的红斑或主诉感皮肤仍有疼痛，及时给予冷敷或烫伤膏，加强翻身，避免长时间受压，预防迟发烫伤或压力性损伤。

（3）关注出入量，保证24 h尿量≥800 mL（热疗后2 h内尿量至少>30 mL/h）；注意观察患者的面部及四肢有无水肿出现，避免发生脑水肿。

（4）询问并记录患者有无纳差、恶心、呕吐、腹胀腹泻、消化不良等胃肠道反应，嘱进食优质蛋白，清淡易消化食物，每日饮水量1500~2000 mL，严重不良反应者，酌情补充营养。

（5）全身热疗中、后期，患者会出现一过性血容量不足，甚至低血压，需加强血压的监测，及时补充液体，提高血容量。

（6）热疗后第2~3 d，患者会出现体温反弹，一般在38.0℃~38.5℃，多因肿瘤组织坏死后蛋白碎片吸收热，不需特殊处理，但需密切记录患者体温并排除继发感染。

（四）心理护理

（1）心理护理应贯穿全身热疗始终，在治疗前、治疗中及治疗后均应关注患者的心理状况，及时缓解患者的紧张情绪，提供轻松舒适的治疗氛围。

（2）首次治疗易产生恐惧与顾虑，向患者介绍全身热疗安全性及可行性，可引导其与接受过全身热疗的患者沟通，了解治疗过程及感受，缓解紧张情绪。

（3）治疗时允许家属或陪护陪伴，以满足其心理需求。

（4）治疗期间患者可以听音乐或观看视频，分散注意力，舒缓情绪。

（5）治疗中，经常询问患者感受，注意倾听患者主诉，尽量满足合理需求。

（6）治疗后，关注患者身心变化，出现并发症等及时处理，帮助缓解紧张情绪。

（五）常见并发症及处理

由于是经体表加温，局部皮肤血液循环不良或散热不佳，可致局部皮肤烫伤（一般为Ⅰ度-浅Ⅱ度）。对易烫伤部位（皮下组织较薄、血液循环欠佳部位，如腕部、尺骨鹰咀、髂前上棘、胫前和足背等）防护，可避免烫伤或降低烫伤发生率。

1.循环系统

循环衰竭是全身热疗主要危险因素之一。在全身热疗的恒温期，全身血管扩张，心率会达120次/分钟以上，此时心输出量会相应降低，加之呼吸、汗液及尿液所致体液流失，容易造成循环衰竭。心脏负荷过重、心率加快、水电解质酸碱平衡紊乱易引发心律失常，也是诱发循环衰竭常见原因。所以，术前病人仔细筛选、术中依据中心静脉压和肺动脉楔压充分补液和有效维持水电解质酸碱平衡，以及有效给氧，对治疗安全十分重要。

2.造血系统

全身热疗常与化疗联用。虽然41.8℃全身热疗具有一定骨髓保护作用，但不同化疗方案的骨髓毒性不尽相同；在全身热化疗条件下，不同程度骨髓抑制作用有时难以避免，可造成相应白细胞、血小板降低。解决办法为：①根据病人一般情况和相关药物热增强特性，相应减少化疗药剂量。②使用集落细胞刺激因子，刺激骨髓造血细胞的分化成熟。

3.中枢神经系统

少数患者会出现一定程度定向力障碍，其原因包括：热疗期间大脑灌注压下降、过度通气、水电解质酸碱平衡紊乱以及麻醉、化疗药物，此外还与加温速度、贫血和患者既往饮酒史等有关，但头部温度升高可能是诱因之一。对敏感者，在治疗过程中可用头部冰袋或冰帽。症状出现，一般无须特殊处理，将在1~3 d内恢复正常。

4.消化系统

部分患者在治疗后会出现消化道反应，如恶心、呕吐、腹泻，这与化疗药物和全身加温引起的消化道黏膜细胞凋亡有关。嘱患者进食清淡易消化饮食，重者遵医嘱对症处理。

（六）随访

（1）热疗后1、3、6个月要复查。各项指标的对照观察，并对患者心理状况、热疗部位皮肤情况、对热疗知识掌握及护理满意度进行调查，并根据调查结果给予针对性护理干预，如健康宣教、心理指导等。

（2）治疗后半年以上者可3个月或半年复查一次，发现问题，及时治疗。

第七章

浅部及腔内肿瘤温热治疗

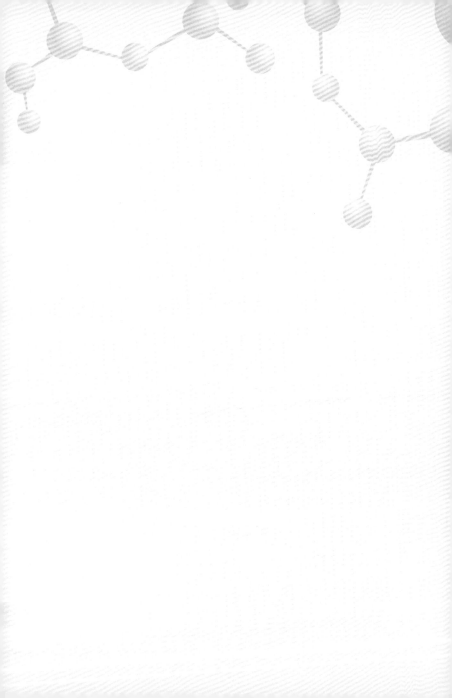

一、技术方法

浅表肿瘤主要采用微波加热设备进行治疗，目前常用微波频率有433 MHz、915 MHz、2450 MHz，但随频率升高，其有效治疗深度会随之变浅，如2450 MHz加热深度为2~3 cm；也可使用射频容式加热技术，此技术易发生脂肪过热，导致局部硬结、液化甚至坏死，要注意防护。腔内肿瘤的温热治疗目前主要使用微波腔内辐射器进行治疗。

二、适应证

（一）浅表肿瘤

（1）全身各部位的皮肤癌，包括鳞状细胞癌、腺癌和黑色素瘤等。

（2）全身各浅表淋巴结的转移癌，如颈部、锁骨上区、腋窝和腹股沟等。

（3）浅表器官及肢体的恶性肿瘤：①头颈部较表浅的原发肿瘤，如唇癌、牙龈癌、颊黏膜癌以及面部、头皮和耳郭的癌；②外阴癌和肛门癌；③四肢肿瘤，如软组织肉瘤和骨肉瘤；④乳腺癌。

（4）位于体表的复发或转移肿瘤。

（二）腔道肿瘤

鼻咽癌、食管癌、子宫颈癌和直肠癌等。

三、禁忌证

除肿瘤热疗共性的禁忌证外，还应特别注意：

（1）加温区有明显的热积聚效应的金属物。

（2）加温区域有植入、佩戴或携带的医疗设备，包括心脏起搏器、植入式除颤器、输液泵、胰岛素泵、心脏监测电极和设备、深部脑刺激器、人工耳蜗植入物、设备上的射频识别设备或任何其他植入式有源电子设备或监测系统的患者。

（3）加温区域热感知、感觉障碍者（如：有假体植入）。

（4）腔道肿瘤有大而深的溃疡，管腔扭曲成角、管壁有形成瘘或出血倾向者。

四、操作流程及注意事项

严格按第四章之操作流程及注意事项执行。特别注意事项如下：

（1）对浅表肿瘤进行体外加温，使用微波设备加热时，需将辐射器对准需治疗部位，并尽量平行于该部位，测温线需放置在治疗区域中心；如使用射频加热，则需将极板与治疗部位之间用毡垫和水袋耦合。

（2）子宫颈癌、直肠癌、食管癌和鼻咽癌等腔内热疗时须用专用插入式微波辐射器，并可借助超声、CT和MRI等影像设备辅助定位。

（3）瘤内治疗温度原则上要>39.5℃，皮肤表面温度<43℃，欲提高瘤内温度，表皮应加水冷或风冷，以减少皮肤烫伤。

（4）需保证每次有效治疗温度的维持时间30~60 min；随肿瘤位置加深或满足不同温度下治疗需要，治疗时间可适当延长至90 min。

（5）传统高温热疗（43℃~45℃）相邻2次治疗之间要求间隔72 h；如采用亚高温热疗（<41.5℃）协同其他控瘤治疗，可酌情调整治疗温度、治疗时间及间隔时间，但2次热疗间隔也应≥24 h。

（6）协同治疗要求：为保证治疗安全，协同其他控瘤治疗常用亚高温热疗。同步放疗时，热疗应在放疗前、后2 h内进行，伴随整个放疗过程；协同化疗时，热疗可在化疗前、后或同时进行，化疗药物剂量一般不高于常规化疗用量；热疗配合抗血管生成和靶向治疗时，对治疗时序无特别要求；热疗协同免疫治疗时，最好在免疫治疗前进行。

（7）一般6~8次热疗后方可评估疗效，故人为一疗程；可根据具体患者的情况制定相应疗程数，因热疗副作用少且小，疗程间无须进行特别间隔。

（8）注意测试患者皮肤热感知能力，避免过热引起烫伤。如有瘢痕，因其吸热性强，要注意重点监测该区域的温度，避免损伤。

五、不良反应及处理

加温过程中患者有刺痛感，为防止皮肤烫伤，应立即停止热疗。热疗后如发现皮肤发红和出现水泡等烫伤问题，参照烫伤处理原则尽快进行对症处理。

六、护理要点

（一）治疗前护理

1.心理护理

大部分患者对热疗缺乏认识，会产生一定的恐惧感、抵触感。故在治疗之前应详细宣教肿瘤热疗的机制、方法及治疗过程中的注意事项，消除其紧张情绪及抵触心理，让患者保持良好状态接受治疗，且能积极配合。治疗过程中，可播放舒缓轻音乐，或与其交流，分散注意力，减轻不适。

2.评估

（1）医师及护理人员须仔细察看患者病历及询问相关病史，充分了解患者病情，病变部位、大小，并对其进行评估。

（2）了解体内是否安放心脏起搏器、金属支架，有无高血压或者心脏病等，评估其是否存在热疗禁忌证。

3.告知

告知患者整个热疗过程、方法、时间、注意事项及可能出现的并发症，并签署治疗知情同意书。

4.治疗前准备

（1）告知其去除身体佩戴的耳环、项链等金属部件，防止体外受热后导致烫伤。

（2）如有假牙、假肢等物品应及时取下。

（3）嘱其治疗前排空大小便，并尽量少饮水，避免在治疗期间由于大小便而中断治疗。

（4）嘱其治疗前加强体位锻炼，避免治疗过程中因改变体位不当造成烫伤。

（5）肿瘤热疗时间相对较长，协助患者取舒适体位。

（6）保持治疗区域局部皮肤清洁。

5.定位

嘱患者携带放射、超声等相关检查结果至热疗室，根据患者的CT、MR、超声检查结果，对肿瘤进行定位，并充分暴露治疗部位。

（二）治疗中护理

1.预热仪器

闭合控制台下方空气开关，旋转控制台钥匙至"开"位置，摆放极板完毕后，预热主机5~10 min，屏幕显示"预热完毕"。如治疗过程中需要暂停治疗时，不需要关机，重回预热即可。根据治疗部位的不同调整极板高度和治疗床，上极板距体表3~7 cm，下极板升至合适位置（例如，胸腹等躯干部位为5~7 cm，四肢等部位为3~5 cm，男性生殖器照射时为7~10 cm）。

2.测温

如采用有损测温，常规进行局部的消毒，利用穿刺针的引导，对准需要测温的部位刺入温度感受器，此方法属于有创操作，测温准确但实施相对困难。可设传感器测量口腔、腋下或者肛门温度，对全身温度进行检查。胸部病变部位测温将传感器缚在鼻饲管内，下入到病灶处进行测温。腹盆加温采用直肠传感器测温，将传感器放入肛管外部，用胶布固定，胶布固定处应与传感器头部距离 1 cm，肛管及传感器外部用避孕套套住，然后将其放入直肠内 8~10 cm。

3.治疗中护理

（1）治疗过程中每 15 min 监测生命体征变化，并询问患者治疗部位有无疼痛感、热感程度。当热疗仪的温度上升到 42.5℃时，患者的体温也会随之增高，从而加重心输出量，所以护理人员要严密观察患者血压、心率等。

（2）治疗过程中出现全身温度较高、心率过快、胸闷、气促、出汗较多、血压增高或皮肤灼热剧痛感时应立即终止热疗。采取相应对症措施，如胸闷、气促者给予吸氧；大汗淋漓及时擦拭并更换被褥，调整室内温度；呕吐者协助其将头偏向一侧，避免窒息。症状缓解后可由医师进行评估后再考虑是否继续治疗。

（3）对肺部肿瘤患者热疗过程中出现咳嗽咳痰加重，需高度警惕病灶脱落物质排出，必要时停机观察，待症状缓解后再次评估后续治疗。

（4）治疗时，体位变化会致人体产热效应，故应尽量保持体位不变，以免影响疗效。对骨转移瘤变换体位应严密观察，防止体位变换不当导致病理性骨折。

（5）治疗过程患者身体会带电，告知其不可触碰治疗电极，防止烫伤，其他人员也不可直接接触患者暴露皮肤，否则容易触电。

（6）应避免直接照射人体眼球，否则可导致失明。

（7）对颈部治疗，头应偏向对侧，极板倾斜照射以防对面部的直接照射。

（8）高频热疗对睾丸有杀精作用，将上级板略抬高遮挡并避免长时间照射。

（三）治疗后护理

1.治疗后护理

（1）治疗结束后，休息5~10 min后缓慢坐起，预防体位性低血压，待无不适方可离开。

（2）热疗期间大量出汗，热疗后需注意及时补充水分，同时向患者交代，热疗后应补充温水，忌饮冷水，避免胃肠不适。衣服被汗水渗湿后应及时更换，以患者感觉舒适为主。

（3）治疗后应保暖，避免感冒，3 h内不能洗浴，防止脱水。患者身体相对虚弱，应及时注意饮食调护，加强营养摄入，避免摄入具刺激性的油腻辛辣食物。

（四）并发症护理

热疗后部分患者会出现皮肤烧伤、皮下疼痛和硬结。

1.皮肤烧伤

多表现为皮肤急性轻度烫伤，如红肿、水泡，嘱患者不可戳破水泡，告知小水泡可自行吸收愈合，无须特别处理，如出现皮肤破损，按照烧伤处理原则给予及时对症处理。

2.皮下疼痛和硬结

是皮下脂肪过热引起，发生率在10%左右，脂肪硬结严重者可用50%硫酸镁溶液湿热敷，四黄散外敷促进硬结消退，也可不予处理，一般1~2周后会自行消退。

第八章

深部肿瘤区域温热治疗

一、技术方法

目前用于此类温热治疗的设备主要采用射频电容式热疗系统和大功率高能微波加热设备进行治疗。射频类设备主要包括：电容性射频肿瘤热疗机和智能深部聚束波热疗系统，频率有 8 MHz、13.56 MHz、27.12 MHz、30.32 MHz、40.68 MHz、75~120 MHz 等；微波类设备主要为：大功率高能微波肿瘤治疗机及动态聚能微波治疗仪，主要频率为 433 MHz、915 MHz、2.45 GHz。

二、适应证

目前，温热治疗原则上不单独作为一种肿瘤根治手段，而需整合放疗、化疗或其他治疗手段以进一步提高肿瘤治疗的疗效。

（1）适用于全身各部位肿瘤：头颈部肿瘤，较大较深的复发或难治性癌或各种软组织肉瘤。

（2）胸部肿瘤，如食管癌、肺癌、纵隔肿瘤、胸膜肿瘤、心包肿瘤以及癌性胸腔积液等。

（3）腹部肿瘤，如肝癌、胰腺癌、胃癌、结肠癌、胆囊癌、腹膜后肿瘤和癌性腹腔积液等。

（4）盆腔肿瘤，如膀胱癌、前列腺癌、直肠癌、子宫颈癌和卵巢癌等。

（5）其他部位肿瘤：恶性淋巴瘤、骨与软组织肿瘤和恶性黑色素瘤等。

（6）骨转移瘤。

三、禁忌证

除外热疗共同的禁忌证外，还要特别注意以下禁忌：

（1）皮下脂肪过厚者，射频加热效果欠佳。

（2）加温治疗部位皮肤有感染和溃烂者。

（3）加温区有明显的热积聚效应的金属物。

（4）加温及邻近区域有植入、佩戴或携带医疗设备者，包括心脏起搏器、植入式除颤器、输液泵、胰岛素泵、心脏监测电极和设备、深部脑刺激器、人工耳蜗植入物、设备上射频识别设备或任何其他植入式有源电子设备或监测系统。

（5）加温区域热感知、感觉障碍者（如：有假体植入）。

四、操作流程及注意事项

在严格按第四章内容执行的同时，还需注意以下事宜：

（1）热疗前必须通过 CT 或 MRI 等以了解肿瘤部位

和范围，以利加温区域定位及热疗计划的制定。

（2）所选设备不同，采用不同程序和方法。

①电容式射频热疗：治疗前，在极板与患者间用毡垫和水袋耦合好，极板与患者夹紧，尽力减少空间间隙，防止空气形成热点，必要时加用小型水囊填塞空隙；治疗期间关注体位变化，全程注意匹配调整，以满足皮肤表面温度相对较低、深部肿瘤温度高的治疗目的。

②美国环形相控阵列式热疗：先根据患者 CT 或MRI 获取患者体宽、体厚及肿瘤位置等数据，然后将数据导入计划系统，通过调节频率、振幅和相位生成适形性的热场图，在精确计划基础上调节功率，使肿瘤受到较高热杀伤。

（3）大功率微波深部热疗时，目前多通过聚束形式进行深部热疗。

（4）需保证每次有效治疗温度的维持时间 45~60 min；随肿瘤位置加深或满足不同温度下的治疗需要，治疗时间可适当延长至 90 min。

（5）传统高温热疗（43℃~45℃）相邻 2 次治疗之间要求间隔 72 h；如协同其他抗肿瘤治疗，可酌情调整治疗温度、治疗时间及相隔频次，采用亚高温热疗（<41.5℃）时，2次热疗间隔也应≥24 h。

（6）协同治疗的要求：同步放疗时，通常采用亚高温热疗，热疗应在放疗前、后2 h内进行，伴随整个放疗过程；协同化疗时，热疗可在化疗前、后或同时进行，化疗药物剂量一般不高于常规化疗用量；热疗配合抗血管生成和靶向治疗时，对治疗时序无特别要求；热疗协同免疫治疗时，最好在免疫治疗前进行。

（7）注意测试患者皮肤热感知能力，避免过热引起烫伤。如有瘢痕，因其吸热性强，要注意重点监测该区域的温度，避免损伤。

（8）治疗中监测血压和心率变化。在热疗中出现全身温度过高、心率过快、出汗过多、血压异常升高或皮肤剧烈疼痛时立即中止治疗，采取措施缓解后可根据情况选择继续治疗，必要时停止治疗。治疗前、后各测1次血压和心率。

五、不良反应及处理

（1）热疗中或热疗后出现全身温度过高、心率过快、血压异常、出汗过多而虚脱的全身反应，要及时处理。

（2）皮肤烧伤，多数表现为皮肤急性的轻度烫伤，如红肿以及水泡，按照烧伤处理原则给予及时对症处理；皮下疼痛和硬结，是皮下脂肪过热引起，发生率约10%，皮下脂肪厚度>2 cm发生率增加，应向患者事先说明，治疗以对症处理为主。

六、深部热疗护理要点

同浅部及腔内肿瘤温热治疗护理要点。

第九章

体腔热循环灌注治疗

体腔热灌注治疗（hyperthermic perfusion chemotherapy，HPC）是指将灌注液加热到一定温度后灌入患者体腔（胸腔、腹腔或膀胱），以持续恒温循环灌注或体外容式加温的方式，将组织温度保持在某一治疗温度并维持一定时间，通过热化学协同作用及大容量灌注液循环灌注冲刷等作用来有效地杀灭和清除体腔内残留癌细胞及微小病灶的一种肿瘤辅助治疗方法，对预防和治疗胸腹腔种植转移尤其是并发的恶性胸腹水，以及反复发生的浅表性膀胱癌等的治疗疗效显著。体外高频加热法同深部肿瘤温热治疗处置操作流程。本章节主要涉及应用热化疗体腔循环灌注设备进行体腔热循环灌注治疗，不同体腔治疗要点不同。现分别阐述如下。

一、胸腔热循环灌注化疗

自 1994 年 Rusch 等首次报道胸腔热灌注化疗用于治疗恶性胸水以来，国内外一直在不断改进和完善这项技术，从简单的灌注液加热后直接注入，到体外高频热疗法、恒温水浴箱法、到现在的持续灌注液循环法。2013年 Ahmet Feridun 等比较手术加热灌注治疗、单纯胸膜剥离术及胸膜切除术患者的预后，结果显示生存时间分别为 15.4 月、6 个月、8 个月，3 组 1 年生存率分别为

54.7%、0.6%和0.8%，提示胸腔热灌注能显著提高胸膜转移瘤患者的预后。Zhou等对1995—2016年的胸腔热灌注治疗相关文献进行系统评价及meta分析，结果胸腔热灌注组的平均生存时间及中位生存时间高于未行胸腔热灌注组患者。欧洲的"Theagenio"癌症研究所胸外中心，将2011年8月至2014年11月40名MPE和NSCLC受试者，随机均分为胸腔内热灌注化疗组和滑石粉胸膜固定组，胸腔内热灌注化疗和滑石粉胸膜固定术是治疗非小细胞肺癌中MPE安全有效的方法，但滑石粉固定组发热及胸膜反应发生率更高，临床已很少应用。国内外临床研究表明，采取胸腔热灌注化疗辅助深部热疗治疗NSCLC伴恶性胸水，治疗有效率高达86.84%，且血清肌酐增高等毒副反应发生率低。故胸腔热灌注化疗已成为恶性胸水的有效治疗手段。

（一）技术方法

应用热化疗体腔循环灌注设备进行胸腔持续恒温热循环灌注治疗杀灭清除胸膜腔残留癌细胞及微小病灶以治疗恶性胸水的一种肿瘤辅助治疗方法。常用设备有使用恒温水浴箱加热技术、微波炉加热技术和波导干式加热技术的热化疗体腔循环灌注设备。

（二）适应证

恶性肿瘤伴发的恶性胸腔积液。

（三）禁忌证

（1）重要脏器病变随时威胁生命者

（2）有活动性出血和大出血倾向者

（3）严重感染生命体征不稳定者

（4）中重度水电解质紊乱未纠正者

（5）恶病质患者

（6）躁狂类精神疾病患者

（7）孕妇

（8）携有电子医疗设备患者

（9）穿刺部位有感染或肿瘤侵犯

（四）操作流程及注意事项

在严格按第四章内容执行的同时，还需注意以下事宜：

1.灌注容量及药物选择

（1）采用体腔热循环灌注机治疗时，灌注的循环溶液一般为1000~1500 mL，胸腔内留液一般是500 mL左右，因个体差异可有增减。

（2）灌注溶剂常为生理盐水、林格氏液、葡萄糖液或蒸馏水（慎用）。

（3）药物选择根据：①有效性：药物必须为对所患瘤种有效的药物，能通过其自身或其代谢产物杀死瘤细胞；必须通过肝脏代谢成为活性成分的药物不适合热灌注化疗，如抗代谢药物5-氟尿嘧啶；对静脉给药途径已经耐药的药物，应谨慎选择，即使热灌注局部高浓度可能也无法完全克服耐药。②药物必须有低的胸腔通透性。③药物必须能很快从血浆中清除。④药物必须有较强的穿透瘤组织的能力。⑤通过加热易增加敏感性、渗透性且热稳定性好的药物。⑥可胸腔灌注的药物：化疗药物（顺铂、卡铂、奈达铂、培美曲塞、博来霉素、丝裂霉素等）、抗血管生成药物（恩度、贝伐单抗）、生物制剂（白介素-2、干扰素、红色诺卡菌细胞壁骨架、肿瘤坏死因子、香菇多糖类）以及控瘤中成药（榄香烯乳、康莱特、复方苦参等）。

（4）用药原则：①既可选择单一给药，也可联合序贯给药。联合用药要注意配伍禁忌及药物间相互作用。②化疗药物剂量原则上以静脉用量为标准。灌注后不再胸腔内保留或保留量极少，可适当增加剂量；若联合静脉应用，剂量酌减。

2.灌注流程

（1）置管：患者取坐立位，常规探查患侧胸水情况，分别于患侧腋后线和肩胛下角线上寻找最佳置管位点，两点之间有一定位置落差（相隔1~2个肋间）。而后，在两个置管位置，进行置管操作，具体如下：常规消毒铺巾，应用利多卡因局部麻醉后，在超声引导下在穿刺点将穿刺针插入患侧胸腔，边进针边回抽，见胸水流出后，经穿刺针置入导丝，拔出穿刺针，沿导丝用扩张管扩张局部后，拔除扩张管，而后沿导丝将单腔带侧孔中心静脉导管置入合适深度，拔导丝，接注射器抽取胸水顺利无阻后，固定中心静脉导管。术毕观察无明显活动性出血征象。

（2）循环灌注：分为热灌注冲洗和热灌注循环化疗2个步骤。①热灌注冲洗：连接各管路，循环药液袋内输入预冲液1500~2500 mL，排尽袋内空气，插各测温传感线，加热预冲液至43℃~45℃。一侧引流管连接入体阀，一侧引流管连接一次性引流袋，开始冲洗胸腔，入体端泵速50~100 mL／min，一边冲洗一边开放引流，将循环药液袋内预冲液全部冲洗完后，尽量引流尽胸腔内液体，引流出的一次性引流袋内液体全部丢弃，注意此过程不产生循环，只是单纯的一端进液一端引流冲洗过程。②热灌注循环化疗：循环药液袋内输入含药灌注液 300~1000 mL，将药液加热至 43℃~45℃，一侧引流管接入体阀，另一侧接出体阀，开始循环热灌注化疗，入体端泵速 50~100 mL / min，维持温度在 43℃ 左右（≤45℃），期间每隔 15 min 协助患者变换体位 1 次，使药物与胸膜充分、均匀、持续地接触后，再回流到加热的循环药液袋，形成完全密闭的循环治疗系统，持续恒温循环 50~60 min，根据出体温度调整流速。胸腔留液量根据灌注前患者最大胸水量和耐受性决定，原则上不超过此量。如患者不能耐受，需排出部分液体。

3.灌注频次

根据化疗方案、热耐受的要求及住院时间的限制，恶性胸腔积液一般热循环灌注 3~5 次为一疗程。热循环治疗 2 次间隔以 1~3 d 为宜。最后一次治疗完成后，排空胸腔液体，夹闭管路 3~5 d，观察胸水生成情况，若无新生胸水（平均日引流量≤20 mL）或彩超显示无胸腔积液，则治疗成功，可拔除管路。

4.注意事项

（1）治疗过程中须连续监测患者体温、心率、心电图、呼吸、血压和血氧饱和度等指标的变化，并维持各项生命体征在正常范围。

（2）根据患者情况调整灌注输入速度，原则上应控制在100 mL / min以内，防止诱发急性肺水肿。

（3）治疗中每隔10~15 min协助变换体位1次，保证药液与胸膜腔充分作用。

（4）灌注后胸腔留液量以不影响生活质量为准。

（5）循环灌注失败的补救措施：如各种原因导致热冲洗无法正常进行，在引流干净胸水后，将含药灌注液经两个引流管注入胸腔，并嘱变换体位促进药液在胸膜腔广泛分布。之后局部采用深部热疗继续加热50~60 min，以确保疗效。

（五）不良反应及处理

1.手术操作所致的常见并发症

包括穿刺部位疼痛、出血、气胸等，按相关外科并发症处理原则处理。

2.热循环灌注所致并发症

（1）胸痛：胸痛为灌注药物作用所引起，一般会逐渐减轻直至消失，剧烈疼痛时可根据医嘱给予止痛药物。

（2）发热：多为肿瘤细胞缺血坏死所产生的吸收热，2~3 d后逐渐下降，自行退热；如体温>38.5℃，要排除感染性发热，如无，可给予物理降温或药物退热；如为感染，则按相关感染性疾病处理。

（3）肺水肿：是胸腔热循环灌注过程中的严重并发症，与高龄患者、肺过度萎缩时间过长、肺复张速度过快、低蛋白血症以及并发心包积液等因素有关。关键在于：治疗前的心肺功能评估；治疗中灌注速度和温度的调控以及生命体征监测。一旦出现，要立即除去诱因，给予吸氧、利尿、强心等对症处理。

（4）化疗药物相关的不良反应：恶心、呕吐和食欲减退等胃肠道反应、肾毒性以及骨髓抑制等。按化疗药物应用的处置原则，给予提前预防及治疗后防治。

（六）护理要点

1.灌注前护理

（1）护士参与制定综合治疗方案，明确胸腔热循环灌注化疗使用的药物。

（2）了解热灌注化疗病人是否已置入胸腔引流管，评估病人生活质量评分、合并症，制定个体化治疗方案，消除和减轻热灌注化疗相关副作用方案。

（3）治疗前应通过与患者详细交谈，了解病情及心理状态，使其消除焦虑及恐惧心理，树立信心，积极配合治疗。

2.灌注中护理

（1）密切观察病情

灌注过程中应给予心电监护及吸氧，指导患者取半卧位，倾听患者主诉，如患者有呼吸困难，心慌等不适，应减慢灌注速度或暂停灌注，通知医生。

（2）观察引流出入量

a.护理过程中应严格观察每次灌入和引出量，保证注入的液体能充分引出。

b.保证治疗温度，整个灌注过程中应始终保持灌注液温度41℃~45℃。

c.密切观察引流液的性质，准确记录引流量。控制引流速度，避免因引流过快造成纵隔摆动及复张性肺水肿。

（3）灌注中引流管的护理

灌注开始时，应检查引流管是否通畅，保持引流管固定适宜，密切观察生命体征，尤其注意呼吸频率、节律。

3.灌注后护理

（1）灌注药物后立即关闭引流管，鼓励并协助患者依左侧、右侧、半卧位等顺序变换体位，变换体位时动作轻、慢，每种体位持续5~10 min，共6~8次，3 h后患者无不适，可适当下床活动，一般夹管24 h后再开放排液。

（2）严密观察生命体征，防止灌注化疗后出现发热、低血压、肺水肿和高血容量等。

（3）能进食者，指导进食高热量高纤维素清淡饮食，少量多餐。

4.并发症护理

（1）常见热灌注化疗后不良反应有消化道反应、肾脏毒性、骨髓抑制。

（2）如患者出现发热及胸痛，一般无须特殊处理，体温>38℃可给予物理降温；胸痛为药物作用所引起，会逐渐减轻直至消失，剧烈疼痛可根据医嘱给予止痛药物。

5.灌注后引流管的护理

（1）观察与记录：注意观察穿刺部位有无红肿、渗血、渗液，每3 d更换透明敷贴1次，如渗液较多应及时更换。

（2）保持引流管密闭，防止导管脱落、堵管，妥善固定，每班做好交接与记录。

（3）预防逆行感染。

（4）每周定期进行导管评估并记录，计划性拔管。

二、腹腔热循环灌注化疗

见本指南"C-HIPEC疗法"。

三、膀胱热循环灌注化疗

在我国，膀胱癌是泌尿系统发病率最高恶性肿瘤，在西方国家仅次于前列腺癌。膀胱癌根据浸润深度分为非肌层浸润性膀胱癌（non-muscle invasive bladder cancer，NMIBC）和肌层浸润性膀胱癌（muscle invasive bladder cancer，MIBC），大约75%是MIBC，经尿道膀胱肿瘤电切术（transurethral resection of bladder tumor，TURBT）是治疗最主要方式。但不能完全切除病灶组织，超过50%患者会复发，尤其对不典型增生或微小原位癌患者，术后复发率更高，15%~30%进展为MIBC。故TURBT术后，需要对患者进行膀胱灌注化疗药物或免疫制剂以降低复发率。即使采用公认最有效的灌注药物卡介苗（bacillus calmette-guerin，BCG），膀胱癌复发率仍近40%。膀胱热灌注治疗（hyperthermic intra vesical chemotherapy，HIVEC）为该问题提供了一个新的解决方式。Colombo等首先报道热疗用于NMIBC治疗。膀胱镜和组织病理学证实用丝裂霉素C（mitomycin c，MMC）热灌注化疗能有效杀死瘤组织，整体治疗有效率为90.8%，且不伴严重不良反应。van der Heijden对90例电切后NMIBC行MMC膀胱热灌注治疗，随访2年肿瘤复发率仅24.6%，且无一例进展为更高级别肿瘤。Gofrit对52例高级别NMIBC行热灌注治疗，随访23个月后发现86.5%患者保留膀胱。Dosiy研究53例对BCG无反应或BCG禁忌高危NMIBC患者对HIVEC的反应，在18个月随访中，发现保膀胱率高达92.4%，1年PFS达60.5%。Guerrero-Ramos对比BCG和MMC热灌注治疗疗效，随访2年发现两组患者复发率无明显差异，且MMC热灌注组首次复发时间长于BCG组。显示HIVEC可作为BCG短缺时一种有效替代治疗。

（一）技术方法

应用热化疗体腔循环灌注设备进行膀胱持续恒温

热循环灌注治疗杀灭清除膀胱壁残留癌细胞及微小病灶以治疗膀胱癌的一种肿瘤辅助治疗方法。常用设备有使用恒温水浴箱加热技术、微波炉加热技术和波导干式加热技术的热化疗体腔循环灌注设备。

（二）适应证

适用于各期膀胱癌患者，对 MIBC 有根治作用，对其他已有深部浸润病灶有姑息治疗作用。

（三）禁忌证

膀胱内活动性出血、膀胱穿孔和急性泌尿系感染。

（四）操作流程及注意事项

在严格按第四章内容执行的同时，还需注意以下事宜：

1. 灌注容量及药物的选择

（1）容量因技术与设备不同有所区别，一般准备 1000 mL 溶液量。

（2）灌注溶剂常为生理盐水、林格氏液、葡萄糖液或蒸馏水（慎用）。

（3）药物选择原则同胸腔热灌注治疗。常用药物有：表柔比星、吡柔比星、多柔比星、丝裂霉素、羟喜树碱、吉西他滨、红色诺卡菌细胞壁骨架等，其中吡柔比星溶剂必须是葡萄糖液或蒸馏水，其余可用生理盐水配制。

（4）用药原则：①既可选择单一给药，也可联合序贯给药。联合用药要注意配伍禁忌及药物间的相互作用。②化疗药物的剂量原则上以静脉用量为标准。

2.灌注流程

留置三腔尿管：患者取卧位，常规消毒铺巾，应用利多卡因局部麻醉后，石蜡油润滑尿管后自尿道置入尿管。将有测温功能的进出水管连接三腔导尿管的进出水端。配置合适的热灌注药物浓度，设定治疗温度约45℃，流速约150 mL/min，通过温度感应和调节装置控制温度，通过循环设备控制流速；根据药物不同和病人情况，热疗时间约60 min。灌注结束后，排出灌注药液。为防治化学性膀胱炎，可给予地塞米松+利多卡因各一支加入200 mL0.9%氯化钠注射液中，灌注入膀胱保留20~30 min后排出。

3.灌注频次

根据化疗方案、热耐受的要求及住院时间的限制，一般膀胱热循环灌注 4~6 次为一疗程。2次热循环治疗间隔以 3 d 为宜。

4.注意事项

（1）治疗前避免大量饮水、补液及应用利尿剂。

（2）留置尿管注意操作细节：局部麻醉避免尿道痉挛、操作轻柔避免尿道损伤、无菌操作防止尿路感染。

（3）灌注化疗药液要注意配置浓度，尽量减少化学性膀胱炎的发生。

（4）治疗后嘱患者多饮水，并注意碱化尿液，必要时给予抗菌药物预防泌尿系感染。

（五）不良反应及处理

主要是化学性膀胱炎和血尿，严重程度和膀胱灌注量和频率相关，多数不良反应在停止灌注后可自行改善和消失。其他少见不良反应包括恶心、呕吐、发热、脱发和泌尿系统感染等，注意对症处理。

（六）护理要点

1.治疗前护理

（1）建立热疗前访视制度

①护士参与制定综合治疗方案，明确膀胱热循环灌注化疗使用的药物；②了解热疗病人是否有D-j管置入等相关病史，热疗过程中是否会对膀胱以外的其他器官

造成损伤，评估病人生活质量评分、合并症，制定个体化热疗方案，消除和减轻热疗相关副作用方案；③给予心理护理，访谈患者及家属，对其讲解热疗相关知识，使其配合治疗；④签署患者知情同意书。

（2）患者准备：指导患者穿棉质衣服，上机前排空大小便，备干毛巾、一杯温水及更换衣服。

（3）保持治疗室环境整洁，温湿度舒适。

（4）核对检查治疗申请单、医嘱及知情同意书，为患者测量血压、心率。

（5）协助患者上机，置于正确、舒适体位。

2.治疗中护理

（1）调整机器各参数，开始治疗。

（2）密切监测温度情况，及时调整。

（3）与患者保持有效沟通，听取患者感受，以防烫伤。

（4）加强巡视，及时发现问题，以便给予及时处理。

（5）注意保护患者隐私。

3.治疗后护理

（1）治疗结束后，调至各参数归零。

（2）测量患者血压、心率，嘱休息3~5 min，协助其缓慢下床。

（3）安置患者于观察室，更换衣物，帮助患者饮用适量温开水。

（4）休息 10~15 min 无任何不适后，由陪护陪同离开。

（5）告知患者及陪护，要保证患者营养的均衡。多食用优质蛋白质、高维生素等食物，少量多次饮用温开水，尽量避免进食辛辣刺激类食物以及不易消化类食物。

（6）治疗结束后做好记录，记录内容为患者基本信息、给予的功率、监测的温度、治疗前后的血压及心率。

4.并发症的处理

（1）热疗烫伤

a.特点：一般膀胱热疗造成烫伤并发症的患者较罕见，大多为之前有放射性膀胱炎、化学性膀胱炎或膀胱内并发较严重感染的病人，其膀胱组织较脆弱，对热疗耐受性较正常膀胱组织明显减弱，可能会在热疗后出现热损伤，多表现为血尿及膀胱刺激征等。

b.预防：热疗前做好充分准备，评估热耐受情况，做好安全教育；严格护理常规，选择合适的热疗温度；缓慢逐步将循环流量升至额定值，以免膀胱不耐受；加强巡视，及时处理发现；及时调整热疗机各项参数。

c.处理血尿：立刻降低温度、循环流量并停止热疗。后留置尿管，必要时持续膀胱冲洗。若血尿严重，可酌情使用止血药物，若出血量大且持续不能缓解，必要时内镜手术下止血。

d.膀胱刺激征：立刻降低温度、循环流量，必要时停止热疗。可应用M受体拮抗药如索利那新等改善症状。

（2）虚脱

a.特点：患者身体虚弱，出汗过多所致。

b.预防：做好热耐受评估，根据患者出汗情况及时调整功率及环境温度。

c.处理：及时补充水分、营养，必要时给予静脉补液。

3.随访

（1）建立患者完善的信息登记。护士积极与临床医生沟通，热疗前、后对比膀胱镜检结果、ＣＴ或ＭＲ等影像客观检查结果，用于评价肿瘤治疗后的情况。

（2）告知患者热疗后 1、3、6 个月均要进行复查，各项检查结果对照比较，了解治疗后的变化和决定后期是否继续治疗。

第十章

磁感应热疗技术

一、概念

肿瘤磁感应治疗是一种新型靶向加温治疗技术，利用植入肿瘤组织内或细胞内的磁性介质在外部中高频交变磁场作用下感应升温的原理，使肿瘤病灶局部迅速加热到处方温度，并保持一定时间，使细胞产生凋亡与坏死，从而达到治疗目的。与传统热疗相比，该技术更具靶向性，能将热能集中到肿瘤部位，且避免正常组织热损伤，是一种理想的肿瘤局部治疗方式。肿瘤磁感应热疗技术是具革命性靶向热疗技术，其突破在于：①靶向热疗。磁热介质存在实现了能量精准的二维传递，精准热疗副作用小；更好保护瘤旁组织，将物理治疗作用发挥到极致。②适应证广。可定制不同治疗介质，用于治疗脑瘤、非实体瘤、晚期肿瘤等。为满足不同肿瘤治疗需求，将源源不断地开发各类适用于该疗法的磁性医用材料，如热疗加诊断，热疗加化疗或主动靶加免疫治疗介质等，技术将引领我国磁性医用材料在肿瘤领域的创新与发展。③性价比更高，治疗和维护成本低。与现有以基因治疗为代表的生化属性精准治疗相比，磁感应治疗技术更具普惠性和经济性，将开启肿瘤物理治疗的新时代，可降低肿瘤药物研发负担。

二、国内外现状

（一）国外现状

伴随现代物理学、材料学和生物医学工程学等蓬勃发展，国际上已有美、德、日等国先后成功研发出运用于临床试验的磁感应治疗设备及介质。其中德国柏林洪堡医学院Jordan研究组的研究和产业化一直处于世界前列。2003年，Jordan与德国柏林Magforce公司联合研制出MFH300F型磁感应治疗机，工作频率为100 kHz，磁场强度为12~18 kA/m，并于2007年取得欧盟CE许可正式开展临床治疗，也是全球唯一获批企业，运用磁感应治疗手段治疗脑胶质瘤，治疗病人几百例。同时，自2008年该公司联合美国资本成立了美国分公司，在得克萨斯州圣安东尼奥、华盛顿西雅图和佛罗里达州的萨拉索塔建立了3个中心开展前列腺癌临床试验，预计将于2023年取得批准并大举进入美国市场。

（二）国内进展

我国在肿瘤磁感应治疗技术领域稳居国际第一梯队，但尚未将该技术实质化、规模化应用与推广。清华大学为代表的中国磁热疗设备、磁热介质和治疗计划系统等研究基础扎实，已有临床数据支持，亟待产业突破。肿瘤磁感应设备，工程样机经多次迭代，技术处于国际领先，已经具备量产条件。自2000年前后，国内清华、东南、上海交大、复旦、中南等大学的科研机构在交变磁场加热设备方面进行了大量研究。2004年东南大学吴亚、孙剑飞等率先开发出交变磁场小型试验加热模拟装置。清华大学通过多年研究，开发完成了包括磁芯式、平板式和线圈式全部3类医用肿瘤磁感应治疗工程样机，并于2011年完成我国首例肿瘤磁感应治疗临床试验，顺序开发的新一代全球首台套紧凑型智能化平板式磁感应热疗系统将于2024年进入临床。同时我国在热疗生物学方面的基础研究深入扎实，对于磁感应治疗的原理、机制、生物医学评价等方面的成果颇丰。围绕设备、介质、计划系统和治疗评价等4个方面，清华大学团队出版了一套全球唯一的肿瘤磁感应治疗专著，包括《肿瘤磁感应治疗》《肿瘤热疗生物学》和《磁性医药材料》。奠定了中国科学界在世界肿瘤磁感应治疗领域的领先地位。

三、原理及治疗系统

肿瘤磁感应治疗技术是由交变磁场发生设备、磁性发热介质和治疗计划系统组成。磁感应加温治疗主要原理是将铁磁性介质定位于肿瘤内，在外部交变磁场感应下使之感应加热，从而在肿瘤病灶的局部快速形成温升，区域温度可达50℃~70℃，与周围正常组织有较大温差，并保持一定时间，可使细胞产生凋亡与坏死。与传统热疗相比，更具有靶向性，能够将热能集中到肿瘤部位，避免正常组织热损伤，是一种理想肿瘤局部治疗方式。

（一）作用机制

1.磁场的生物学效应

磁场是指传递实物间磁力作用的场，具有波粒辐射特性。磁体周围存在磁场，磁体间的相互作用是以磁场作为媒介，两磁体不用在物理层面接触就能发生作用。生物体对电磁波（场）所产生的与生命现象有关的响应称为电磁场生物学效应。常可将其划分为热效应和非热效应。电磁场热效应是指由进入生物系统电磁波转变而来的焦耳热导致的温度变化，进而引起生物学效应。电磁场生物热效应的强弱仅与生物系统吸收的转变为焦耳热的那部分电磁功率大小成正相关。电磁场非热效应，是指由进入生物系统电磁波直接引起的生物学效应。非热效应具有相干性、"窗"特性和协同性。相干性即只有电磁波参数与生物系统内的目标组织固有参数间满足某一特定关系时才能产生生物学效应。"窗"特性指频率窗和强度（或功率密度）窗，即靶目标只对某些离散的、小范围频率和强度的电磁波才能产生效应。协同性指弱的电磁场与由它触发的生物系统的新陈代谢能协同激发出极强的生物学效应。

2.磁感应热疗的理论基础

（1）磁感应产热机制

磁感应加热是利用感应线圈形成的交变磁场在组织内形成的涡流使组织加温。对磁性材料在交变磁场作用下，各向同性铁磁性物质存在磁滞效应、涡流效应、磁后效应等，同时处于交变磁场中铁磁物质常同时显示铁磁性和介电性。发热温度与交变磁场参数及铁磁性介质大小、形状和结构等密切相关，根据材料参数的不同，主要产生涡流、磁滞和磁矢量发热。当磁性材料长轴在毫米水平时，其产热主要是靠涡流；对直径在微米级别磁性颗粒，其产热机制有所不同，涡流损耗减少，主要依靠磁滞损耗来大量吸收电磁波能量产热；对纳米磁性颗粒，两种产热机制都减弱了，取而代之是铁氧化物颗粒磁矢量旋转和颗粒本身的物理旋转，即奈尔弛豫和布朗弛豫。临床治疗所需磁感应热疗介质产热所需磁场频率各不相同，需在100 kHz到500 kHz之间。

（2）磁感应热疗发挥在体内肿瘤的治疗作用的生物学机制

磁感应热疗经过筛选选取核心温度50℃作为治疗参数，在这个温度下通过直接杀伤肿瘤细胞作用、细胞凋亡效应、改变肿瘤微环境、激发免疫反应等多方面的机制杀伤瘤细胞（详述见第二章）。

（二）介质选择

1.毫米级介质

毫米磁性材料是指粒径大于1 mm的材料。交变磁场下，毫米级磁性介质主要依靠涡流效应产热，包括铁磁热籽（金属棒）和金属支架。毫米级磁性介质可以通过居里点实现自动控温功能，较好的实现对温度的控制，初始升温较快，迅速达到治疗温度，减少热疗时间。对于不同的加温温度的要求，如温热疗法、高温疗法和热切除等要求的温度，可以根据热籽材料成分的不同设计出满足要求的具有不同居里点的金属热籽或支架。

2.微米级介质

微米级磁性材料是指粒径大于100 nm，小于1 mm

的材料。交变磁场下，微米级磁性介质主要依靠磁滞损耗产热，多用于直接注射热疗（direct injection hyperthermia，DIH）和动脉栓塞热疗（arterial embolization hyperthermia，AEH）。目前，研究较多的微米级磁性介质主要有羰基铁粉、不锈钢空心/实心微球、合成磁性微球以及钴基合金等。微米级磁性介质较适用于AEH，确保在阻塞毛细血管的同时避免穿过毛细血管，而不会经动静脉吻合支直接进入静脉循环。

3.纳米级介质

纳米级磁性介质主要是粒径介于1~100 nm的材料，具有纳米材料普遍存在的纳米效应。磁性纳米粒子由于具有巨大的比表面能，因而利用生物医学材料对磁性纳米粒进行表面修饰，防止聚集，提高生物相容性，是充分发挥磁性纳米粒功能的必要前提。而且合适的表面修饰能将一些具有组织选择性的抗体、配体等偶联到磁性纳米粒上，实现磁性纳米粒在体内的组织靶向功能，满足各种肿瘤的治疗需求。

（三）治疗模式

肿瘤磁感应技术应用在临床，根据临床需求分为联合治疗模式和独立治疗模式。由于磁感应热疗属于精准的物理治疗范畴，其治疗因子的普适性和治疗阶段的全覆盖性优势，使得在联合治疗模式下，可与外科、放疗、化疗和生物免疫治疗等现有治疗方式进行广泛而灵活的联合。一方面起到控癌作用，同时也起到增敏和提高免疫的作用，达到联合增效目的。

在独立治疗模式下，肿瘤磁感应热疗根据临床需求和治疗的范围，又可分为局部治疗与全身治疗两种治疗模式。相应地，不同治疗模式采用不同的治疗系统和磁热疗介质进行配合。局部治疗选择平板式的磁热疗设备及普通磁热介质或靶向介质进行治疗；全身治疗选择线圈式的磁热疗设备及靶向磁热介质进行治疗。具体情况视不同适应证而定。

（四）适应证

原则上磁感应治疗适于所有实体瘤和非实体瘤，分别由不同类型磁热介质来满足不同临床治疗需求。可单独应用，也可和手术、放化疗及免疫治疗联用。

（五）禁忌证

除热疗共同禁忌证（见第三章）外，因操作方法等原因，还有其特有禁忌：

（1）不能耐受手术。

（2）不具备可行的穿刺路径。

（3）肿瘤侵犯范围太广。

（4）不具有合适的介入血管。

（5）空腔脏器肿瘤禁用或慎用。

（6）预计生存期小于3个月。

（六）操作流程及注意事项

在严格按第四章内容执行的同时，还需注意以下事宜：

1.临床操作人员应具备必要知识结构

包括肿瘤学基础、影像学基础、电磁学知识及磁感应治疗学技术，以及相关操作技术。相关人员专业来源包括与肿瘤治疗相关的外科医师、放射肿瘤科医师、影像科医师（包括CT、B超等）、介入治疗中心医师以及经过专业培训的磁感应治疗物理师。

2.磁感应治疗对基本设施的要求

磁感应治疗室要求恒温环境，室内温度可控。采用空气冷却和热交换系统，进行持续设备降温。远离大型医疗设备，如：高场强磁共振、加速器等。

3.磁介质导入

根据不同的治疗需求，在磁感应治疗计划系统（magnetic induction treatment planning system，MTPS）MTPS上面勾画靶区和危及器官，设计治疗计划，确定治疗剂量（温度/时间）、热籽位置、进针方向及深度、模板设置等。并采用等温线分布和温度体积直方图（temperature volume histogram，TVH）等工具进行剂量评估。而后根据治疗计划，经不同途径（组织间、肿瘤内注射、选择性动脉栓塞及静脉注射）将不同的磁介质导入肿瘤部位进行治疗。操作注意事项同各种操作。磁介质导入后，通过CT或MRI等设备，进行验证评估磁介质的分布，如分布较差，应根据进一步计划设计作以补充。

4.加磁场进行感应热疗

在以磁极间隙中央为圆心、直径10 cm、高度为磁极间距的柱状区域内，磁场强度大于峰值电场的90%，可以用来进行治疗。距离中央22 cm的区域的场强衰减到50%，距离中央40 cm的区域场强衰减到5%。治疗时，考虑到磁感应设备内部磁力线分布，以磁极间隙的中心轴附近最为密集，升温效率最高，故应将靶区中心置于设备中心轴上。可调整治疗臂的位置便于患者通过磁极间隙，这样人体的所有部分都可以接受磁场的感应。

5.治疗参数应根据医师处方决定

包括计划温度、治疗时间、疗程安排、治疗频率和磁场强度（kA/m）等。

6.治疗过程中酌情使用麻醉与镇静剂，持续监测患者生命体征，根据生命体征变化情况及时进行补液等对症处理

（七）不良反应及处理

1.急性副反应

肿瘤内部温度与采用的磁场强度密切相关，随着场强的逐渐增高，患者会感觉局部皮肤褶皱处和骨骼表面疼痛，更高的场强会因为局部皮肤温度过高而导致疼痛。这些副反应均可采取冷却措施、通风、盐水护垫屏蔽和及时拭去皮肤表面的汗液来避免。

2.亚急性副反应

在现有的研究中没有发生全身毒副作用和晚期副作用的报道，这也可能与目前随访时间短有关。已有的研究证明 MF 热疗在治疗实体瘤方面是可行且可耐受的，疗效确切，副作用小。

参考文献

1.Hornback N B.Is the community radiation oncologist ready for clinical hyperthermia？ Radiographics，1987，7（1）：139-149.

2.Hanafy H M，Saad S M，Al-Ghorab M M.Ancient Egyptian medicine：contribution to urology.Urology，1974，4（1）：114-120.

3.Hornback N B.Historical aspects of hyperthermia in cancer therapy.Radiol Clin North Am，1989，27（3）：481-488.

4.Coley W B.II.Hawkins on Tubercular Peritonitis.Ann Surg，1893，17（4）：462-464.

5.Coley W B.The treatment of malignant tumors by repeated inoculations of erysipelas.With a report of ten original cases.1893.Clin Orthop Relat Res，1991，（262）：3-11.

6.Wiemann B，Starnes C O.Coley's toxins，tumor necrosis factor and cancer research：a historical perspective.Pharmacol Ther，1994，64（3）：529-564.

7.Nauts H C.Bacterial vaccine therapy of cancer.Dev Biol Stand，1977，（38）：487-494.

8. Selawry O S，Goldstein M N，Mccormick T.Hyperthermia in tissue-cultured cells of malignant origin.Cancer Res，1957，17（8）：785-791.

9. 艾海明，吴水才，赵磊，等.微波热疗中的关键技术及其热点问题.中国组织工程研究与临床康复，2009，13（04）：731-734.

10. 姜晓婷，菅喜岐.高强度聚焦超声热疗技术的发展和应用.国际生物医学工程杂志，2006，（06）：379-381.

11. 吴祈耀.对我国肿瘤热疗技术发展的思考与见解.中国医疗器械信息，2005，（02）：58-61.

12. Atanackovic D，Pollok K，Faltz C，et al.Patients with solid tumors treated with high-temperature whole body hyperthermia show a redistribution of naive/memory T-cell subtypes.Am J Physiol Regul Integr Comp Physiol，2006，290（3）：585-594.

13. 唐露新，刘伟学，何爱军，等.交变磁场感应肿瘤热疗设备的研究.中国微创外科杂志，2007，（11）：1027-1030.

14. 邱学军，顾本广，赵洪斌，等.从一张白卷到五彩缤纷的肿瘤治疗设备.中国医疗器械信息，2010，16（01）：26-58.

15. 胡润磊，刘轩，徐波，等.磁流体热疗对小鼠Lewis肺癌治疗作用的实验研究.中国微创外科杂志，2007，（11）：1043-1045.

16. Johannsen M，Thiesen B，Jordan A，et al.Magnetic fluid hyperthermia（MFH）reduces prostate cancer growth in the orthotopic Dunning R3327 rat model.Prostate，2005，64（3）：283-292.

17. Tanaka K，Ito A，Kobayashi T，et al.Intratumoral injection of immature dendritic cells enhances antitumor effect of hyperthermia using magnetic nanoparticles.International Journal of Cancer，2005，116（4）：624-633.

18. Ito A，Matsuoka F，Honda H，et al.Antitumor effects of combined therapy of recombinant heat shock protein 70 and hyperthermia using magnetic nanoparticles in an experimental subcutaneous murine melanoma.Cancer Immunol Immunother，2004，53（1）：26-32.

19. Matsumine A，Kusuzaki K，Matsubara T，et al.Novel hyperthermia for metastatic bone tumors with magnetic

materials by generating an alternating electromagnetic field.Clin Exp Metastasis，2007，24（3）：191-200.

20.Gneveckow U，Jordan A，Scholz R，et al.Description and characterization of the novel hyperthermia- and thermoablation-system MFH 300F for clinical magnetic fluid hyperthermia.Med Phys，2004，31（6）：1444-1451.

21.Oei A L，Vriend L E M，Krawczyk P M，et al.Targeting therapy-resistant cancer stem cells by hyperthermia. International journal of hyperthermia：the official journal of European Society for Hyperthermic Oncology，North American Hyperthermia Group，2017，33（4）：419-427.

22.马景，王丽雅.局部加热治疗中枢神经系统肿瘤的实验基础.国外医学（临床放射学分册），1997（05）：313-316.

23.Elliott A，Adams J，Al-Hajj M.The abcs of cancer stem cell drug resistance. IDrugs：the investigational drugs journal，2010，13（9）：632-635.

24.Gao F，Ye Y，Zhang Y，et al.Water bath hyperthermia reduces stemness of colon cancer cells.Clinical biochemistry, 2013, 46 (16-17): 1747-1750.

25. Ruan J, Ji J, Song H, et al. Fluorescent magnetic nanoparticle-labeled mesenchymal stem cells for targeted imaging and hyperthermia therapy of in vivo gastric cancer.Nanoscale research letters, 2012, 7 (1): 309.

26. Atkinson R L, Zhang M, Diagaradjane P, et al.Thermal enhancement with optically activated gold nanoshells sensitizes breast cancer stem cells to radiation therapy.Science translational medicine, 2010, 2 (55): 55-79.

27. Capitano M L, Nemeth M J, Mace T A, et al.Elevating body temperature enhances hematopoiesis and neutrophil recovery after total body irradiation in an IL-1-, IL-17-, and G-CSF-dependent manner. Blood, 2012, 120 (13): 2600-2609.

28. Cho J A, Park H, Kim H K, et al.Hyperthermia-treated mesenchymal stem cells exert antitumor effects on human carcinoma cell line. Cancer, 2009, 115 (2): 311-323.

29. Pandey A, Yadav P, Shukla S.Unfolding the role of au-

tophagy in the cancer metabolism.Biochemistry and bio-

physics reports，2021，（28）：101-158.

30.Pontiggia P，Mclaren J R，Baronzio G F，et al.The bio-

logical responses to heat.Advances in experimental medi-

cine and biology，1990，（267）：271-291.

31.Sreedhar AS，Pardhasaradhi BV，Khar A，et al.Heat

induced expression of cd95 and its correlation with the

activation of apoptosis upon heat shock in rat histiocytic

tumor cells.FEBS letters，2000，472（2-3）：271-

275.

32.Gomez-Pastor R，Burchfiel E T，Thiele D J.Regulation

of heat shock transcription factors and their roles in phys-

iology and disease.Nature reviews Molecular cell biology，

2018，19（1）：4-19.

33.Barna J，Csermely P，Vellai T.Roles of heat shock fac-

tor 1 beyond the heat shock response.Cellular and molec-

ular life sciences：CMLS，2018，75（16）：2897-

2916.

34.Podolska MJ，Shan X，Janko C，et al.Graphene-in-

duced hyperthermia（giht） combined with radiotherapy

fosters immunogenic cell death. Front Oncol, 2021, (11): 664615.

35. Schildkopf P, Ott OJ, Frey B, et al. Biological rationales and clinical applications of temperature controlled hyperthermia——implications for multimodal cancer treatments. Current medicinal chemistry, 2010, 17 (27): 3045-3057.

36. Werthmöller N, Frey B, Rückert M, et al. Combination of ionising radiation with hyperthermia increases the immunogenic potential of b16-f10 melanoma cells in vitro and in vivo. International journal of hyperthermia: the official journal of European Society for Hyperthermic Oncology, North American Hyperthermia Group, 2016, 32 (1): 23-30.

37. Srivastava P. Interaction of heat shock proteins with peptides and antigen presenting cells: Chaperoning of the innate and adaptive immune responses. Annual review of immunology, 2002, (20): 395-425.

38. Ikeda N, Hayashida O, Kameda H, et al. Experimental study on thermal damage to dog normal brain. Interna-

tional journal of hyperthermia：the official journal of European Society for Hyperthermic Oncology，North American Hyperthermia Group，1994，10（4）：553-561.

39.Nakagawa M，Matsumoto K，Higashi H，et al.Acute effects of interstitial hyperthermia on normal monkey brain--magnetic resonance imaging appearance and effects on blood-brain barrier.Neurologia medico-chirurgica，1994，34（10）：668-675.

40. 王启弘，杨富明，杨世春.射频毁损脑深部肿瘤的应用研究.立体定向和功能性神经外科杂志，1997（04）：16-18+58.

41. Toglia A，Kittelson JM，Roemer RB，et al.Cerebral bloodflow in and around spontaneous malignant gliomas. International journal of hyperthermia：the official journal of European Society for Hyperthermic Oncology，North American Hyperthermia Group，1996，12（4）：461-476.

42.Pelz JO，Vetterlein M，Grimmig T，et al.Hyperthermic intraperitoneal chemotherapy in patients with peritoneal carcinomatosis：Role of heat shock proteins and dissecting effects of hyperthermia.Annals of surgical oncology，2013，20（4）：1105-1113.

43.Feldmann H J，Seegenschmiedt M H，Molls M.Hyper-thermia--its actual role in radiation oncology.Part III：Clinical rationale and results in deep seated tumors.Strahlentherapie und Onkologie：Organ der Deutschen Rontgengesellschaft，1995，171（5）：251-264.

44.唐劲天，洛小林，朱京丽.全身加温治疗的现状与展望.中华放射肿瘤学杂志，2000（02）：68-71.

45.张阳德，彭健.肿瘤治疗新方法——热疗.中国现代医学杂志，2003（10）：43-46.

46.Sakaguchi Y，Stephens LC，Makino M，et al.Apoptosis in tumors and normal tissues induced by whole body hy-perthermia in rats.Cancer Res，1995，55（22）：5459-5464.

47.李方超，刘康，路中.深部热疗在卵巢癌合并恶性腹腔积液复发患者中的临床疗效.潍坊医学院学报，2020，42（06）：407-409.

48.张金秋，张毅鹏，黄立等.腹腔灌注化疗联合深部热疗对卵巢癌合并腹水患者腹水中恶性分子表达的影响.海南医学院学报，2017，23（22）：3104-3107.

49. 陈永发，杨文，唐武兵等.热疗联合放化疗治疗宫颈癌的临床应用及对机体免疫力的影响.现代肿瘤医学，2016，24（03）：451-454.

50. 李向阳，梁广霞，周立霞.深部热疗联合化疗对结直肠癌患者免疫功能及生活质量的影响.慢性病学杂志，2020，21（09）：1384-1386.

51. 曲卓慧，王跃辉，张静静.深部热疗联合化疗治疗对结直肠癌患者免疫功能影响的研究.中国医药指南，2018，16（21）：7-9.

52. 王俊，刘良，邱红等.深部热疗联合化疗在局部晚期非小细胞肺癌中应用分析.人人健康，2019（02）：66-67.

53. 田春艳，郑元回，吴建明等.深部热疗联合化疗治疗晚期非小细胞肺癌效果观察.中国乡村医药，2017，24（24）：45-46.

54. 张焕明，倪栋梅，蔡守兵等.深部热疗联合化疗治疗晚期非小细胞肺癌的临床分析.临床合理用药杂志，2017，10（32）：40-41.

55. Zhang YS，Niu LZ，Zhan K，et al.Percutaneous imag-

ing-guided cryoablation for lung cancer. Thorac Dis.2016；8（Suppl 9）：705-709.

56.Li H，Tang K，Niu L，et al.Carcinoembryonic antigen as prognostic factor for metastatic non-small cell lung cancer by percutaneous cryosurgery. Cancer Biomark.2013；13（5）：337-343.

57.Seifert JK，Springer A，Baier P，et al.Liver resection or cryotherapy for colorectal liver metastases：a prospective case control study. Int J Colorectal Dis. 2005；20（6）：507-520.

58.Niu R，Yan TD，Zhu JC，et al.Recurrence and survival outcomes after hepatic resection with or without cryotherapy for liver metastases from colorectal carcinoma. Ann Surg Oncol.2007；14（7）：2078-2087.

59.Cornford P，Bellmunt J，Bolla M，et al.EAU-ESTRO-SIOG Guidelines on Prostate Cancer.Part II：Treatment of Relapsing，Metastatic，and Castration-Resistant Prostate Cancer.Eur Urol.2017；71（4）：630-642.

60.Yang Y，Ma WW，Zhou MW，et al.Application of cryoablation to treat peritoneal carcinomatosis from gastric cancer in a rabbit model.Cryobiology.2018；（85）：12-16.

61.Chang X，Wang Y，Yu HP，et al.CT-guided percutaneous cryoablation for palliative therapy of gastric cancer liver metastases.Cryobiology.2018；（82）：43-48.

62.Takada M，Toi M.Cryosurgery for primary breast cancers，its biological impact，and clinical outcomes.Int J Clin Oncol.2019；24（6）：608-613.

63.Pusceddu C，Paliogiannis P，Nigri G，et al.Cryoablation In The Management Of Breast Cancer：Evidence To Date.Breast Cancer（Dove Med Press）.2019；（11）：283-292.

64.唐红兰，王学红，张绪红.热疗烫伤创面瘘管形成的处理.中华护理杂志，2012，47（01）：85.

65.肖绍文，吴稚冰，张珂.肿瘤热疗中国专家共识.实用肿瘤杂志，2020，35（01）：1-10.

66.陶明哲，李涵葳，袁静等.恶性肿瘤患者全身热疗的麻醉处理.中华麻醉学杂志，2006，26（7）：598-601.

67.中日医学科技交流协会热疗专业委员会，中国肿瘤热疗临床应用指南（2017.V1.1）.中华放射肿瘤学杂志，2017，26（04）：369-375.

68. 朱志荣，唐春林，张萍等.全身热疗对血流动力学的影响.广东医学，2003（08）：825-826.

69. 易菁，陈怀生，文舜康.晚期肿瘤患者热疗术后的监护及并发症的诊治.实用医学杂志，2006（13）：1546-1547.

70. 尚秀玲，戚兆娟，戚兆英.恶性肿瘤患者全身热疗术后护理体会.山东医药，2006（22）：77.

71. 林海超.肿瘤热疗机制及临床应用研究进展.临床医药文献电子杂志，2018，5（16）：197-198.

72. Habash RWY.Therapeutic hyperthermia.Handb Clin Neurol.2018；（157）：853-868.

73. 荆文华，丁亚媛.肿瘤热疗的临床应用研究进展.护理研究，2007（20）：1799-1800.

74. Mallory M，Gogineni E，Jones GC，et al.Therapeutic hyperthermia：The old，the new，and the upcoming.Crit Rev Oncol Hematol，2016，97：56-64.

75. Liu Y，Bhattarai P，Dai Z，et al.Photothermal therapy and photoacoustic imaging via nanotheranostics in fight-

ing cancer.Chem Soc Rev，2019，48（7）：2053-2108.

76. Hurwitz MD.Hyperthermia and immunotherapy：clinical opportunities.Int J Hyperthermia，2019，36（sup1）：4-9.

77. Chao Y，Chen GB，Liang C，et al.Iron nanoparticles for low-powerlocal magnetic hyperthermia in combination with immune check-point blockade for systemic anti-tumor therapy.Nano Lett，2019，19（7）：4287－4296.

78. Chen Q，Fisher DT，Clancy KA，et al.Fever-range thermal stresspromotes lymphocyte trafficking across high endothelial venulesvia an interleukin 6 tran-signaling mechanism.Nat Immunol，2006，7：1299－1308.

79. Chang M，Hou Z，Wang M，et al.Recent Advances in Hyperthermia Therapy-Based Synergistic Immunothera-py.Adv Mater，2021，33（4）：e2004788.

80. 李林芮、窦鹏挥、王尊宪等.热疗在恶性肿瘤中的临床应用、挑战及展望.医学理论与实践，2022，35（05）：759-760+748.

81. Liu X，Zhang Y，Wang Y，et al.Comprehensive under-standing of magnetic hyperthermia for improving antitumor therapeutic efficacy.Theranostics，2020，10（8）：3793-3815.

82. Markus Notter，Andreas R Thomsen，Mirko Nitsche，et al.Combined wIRA-Hyperthermia and Hypofractionated Re-Irradiation in the Treatment of Locally Recurrent Breast Cancer：Evaluation of Therapeutic Outcome Based on a Novel Size Classification.Cancers（Basel），2020，12（3）：606.

83. Rhim H，Goldberg SN，Dodd GD 3rd，et al.Essential techniques for successful radio-frequency thermal ablation of malignant hepatic tumors.Radiographics，2001，p.S17-35；discussion S36-39.

84. Simon，C.J.，D.E.Dupuy，and W.W.Mayo-Smith，Microwave ablation：principles and applications. Radiographics，2005.25 Suppl 1：p.S69-83.

85. 朱乔丹，王立平，徐栋.对《甲状腺良性结节、微小癌及颈部转移性淋巴结热消融治疗专家共识（2018版）》的解读.中华医学超声杂志，2020，17（3）：

251-254.

86. 葛明华，徐栋.甲状腺良性结节、微小癌及颈部转移性淋巴结热消融治疗浙江省专家共识（2015版）.中国普通外科杂志，2016，25（7）：944-946.

87. Kim JH，Baek JH，Lim HK，et al.2017 Thyroid Radio-frequency Ablation Guideline：Korean Society of Thyroid Radiology.Korean J Radiol，2018，19（4）：632.

88. Papini E，Monpeyssen H，Frasoldati A，et al.2020 European Thyroid Association Clinical Practice Guideline for the Use of Image-Guided Ablation in Benign Thyroid Nodules.Eur Thyroid J，2020，9（4）：172-185.

89. Ha E J，Baek J H，Che Y.Radiofrequency ablation of benign thyroid nodules：recommendations from the Asian Conference on Tumor Ablation Task Force.Ultrasonography，2021，40（1）：75-82.

90. Mauri G，Hegedüs L，Bandula S，et al.European Thyroid Association and Cardiovascular and Interventional Radiological Society of Europe 2021 Clinical Practice Guideline for the Use of Minimally Invasive Treatments in Malignant Thyroid Lesions.Eur Thyroid J，2021，10

（3）：185-197.

91.Ding M，Tang X，Cui D，et al.Clinical outcomes of ultrasound-guided radiofrequency ablation for the treatment of primary papillary thyroid microcarcinoma. Clin Radiol，2019，74（9）：712-717.

92.中国临床肿瘤学会（CSCO）肿瘤消融治疗专家委员会，中国医师协会肿瘤消融治疗技术专家组，中国抗癌协会肿瘤消融治疗专业委员会&中国医师协会介入医师分会肿瘤消融学组.（2021）.影像引导下热消融治疗原发性和转移性肺部肿瘤临床实践指南（2021年版）.中华内科杂志（12）：1088-1105.

93.徐大伟.原发性肝癌的热消融治疗研究进展.武警医学，2018，29（11）：1017-1020.

94.李磊，张磊，程文.超声引导下肝癌热消融的应用及进展.实用肿瘤学杂志，2022，36（04）：386-390.

95.杨秉辉，丛文铭，周晓军等.原发性肝癌规范化诊治的专家共识.实用肝脏病杂志，2009，12（05）：321-328.

96.陈敏山.肝癌局部消融治疗规范的专家共识.实用肝脏病杂志，2011，14（04）：243-245.

97. Kubyshkin VA, Ionkin DA, Kungurtsev SV, et al. History of cryosurgery. Khirurgiia, 2015, 5: 62-74.

98. Korpan NN. A history of cryosurgery: its development and future. J Am Coll Surg, 2007, 204 (2): 314-324.

99. Cooper SM, Dawber RP. The history of cryosurgery. J R Soc Med, 2001, 94 (4): 196-201.

100. Mahnken AH, König AM, Figiel JH. Current Technique and Application of Percutaneous Cryotherapy. Rofo, 2018, 190 (9): 836-846.

101. Zhang YS, Niu LZ, Zhan K, et al. Percutaneous imaging-guided cryoablation for lung cancer. J Thorac Dis, 2016, 8 (Suppl 9): S705-S709.

102. Gobara H, Matsui Y, Uka M, et al. Percutaneous cryoablation combined with prior transcatheter arterial embolization for renal cell carcinomas of 3 cm or larger: a prospective study. Int J Clin Oncol, 2022, 27 (10): 1589-1595.

103. Khan SY, Snitman A, Habrawi Z, et al. The Role of Cryoablation in Breast Cancer Beyond the Oncologic Control: COST and Breast-Q Patient-Reported Out-

comes.Ann Surg Oncol，2023，30（2）：1029-1037.

104. Zaouak A，Benmously R，Jannet SB，et al.Efficacy and Safety of Contact Cryosurgery in the Treatment of Earlobe Keloids.Skinmed，2021，19（5）：357-360.

105. Yumei Yang，Yanfang Zhang，Yumin Wu，et al.Efficacy and Safety of Percutaneous Argon-Helium Cryoablation for Hepatocellular Carcinoma Abutting the Diaphragm.J Vasc Interv Radiol，2020，31（3）：393-400.

106. Christian-Hendrik Heeger，Barbara Bellmann，Thomas Fink，et al.Efficacy and safety of cryoballoon ablation in the elderly：A multicenter study.Int J Cardiol，2019，278：108-113.

107. Chakradhar Yakkala，Alban Denys，Lana Kandalaft，et al.Cryoablation and immunotherapy of cancer.Curr Opin Biotechnol，2020，65：60-64.

108. Regen-Tuero HC，Ward RC，Sikov WM，et al.Cryoablation and Immunotherapy for Breast Cancer：Overview and Rationale for Combined Therapy.Radiol Imaging Cancer，2021，3（2）：e200134.

109. Aarts BM, Klompenhouwer EG, Rice SL, et al.Cryo-ablation and immunotherapy: an overview of evidence on its synergy.Insights Imaging, 2019, 10（1）: 53.

110. Zheng Z, Zhao Y, An Y, et al. Efficacy of argon-helium cryoablation and its effects on immune function of patients with neck malignant tumours.Clin Otolaryngol, 2021, 46（1）: 206-212.

111. Erinjeri JP, Clark TW.Cryoablation: mechanism of action and devices.J Vasc Interv Radiol, 2010, 21（8 Suppl）: 403.

112. Song KD. Percutaneous cryoablation for hepatocellular carcinoma.Clin Mol Hepatol, 2016, 22（4）: 509-515.

113. Surtees B, Young S, Hu Y, et al. Validation of a low-cost, carbon dioxide-based cryoablation system for percutaneous tumor ablation. PLoS One, 2019, 14（7）: e0207107.

114. Wang H, Littrup PJ, Duan Y, et al.Thoracic masses treated with percutaneous cryotherapy: initial experience with more than 200 procedures.Radiology, 2005,

235（1）：289-298.

115.魏颖恬，肖越勇.影像学引导肺癌冷冻消融治疗专家共识2018版.中国介入影像与治疗学，2018，15（5）：5.

116.Wang H，Wang J，Wang X，et al.A reverse optimization algorithm for the thermoseed mediated magnetic induction hyperthermia preoperative treatment plan.2020 IEEE 5 th International Conference on Signal and Image Processing（ICSIP），2020，1045-1049.

117.Zhang YD，Zhang XW，Zhang LY，et al.Comparison of Five Numerical Simulation Algorithms in Temperature Prediction for Hollow Microspheres in Magnetic Induction Hyperthermia.CISP-BMEI 2018：1-5.

118.Teo PS，Wang XW，Zhang JY，et al.LyP-1-conjugated Fe3O4 nanoparticles suppress tumor growth by magnetic induction hyperthermia. Biomaterials Science-Polymer Edition，2018，29（2）：181-194.

119.Wu JA，Wang H，Zhang H，et al.Stainless Steel Hollow Microspheres for Arterial Embolization Hyperthermia. Medical and Biological Engineering. 2017， 37

（6）：810-819.

120.Teo PS， Wang XW， Chen BK， et al.Complex of TNF-alpha and Modified Fe3O4 Nanoparticles Suppresses Tumor Growth by Magnetic Induction Hyperthermia. Cancer Biotherapy and Radiopharmaceuticals， 2017， 32（10）：379-386.

121. Wang H， Wu JA， Zhang XW， et al.Preoperative Treatment Planning Method for Magnetically Induced Hyperthermia Using Thermoseeds.Medical and Biological Engineering， 2016， 36（5）：726-732.

122. Wang H， Wu JA， Zhuo， ZH， et al.A three-dimensional model and numerical simulation regarding thermoseed mediated magnetic induction therapy conformal hyperthermia.Technology and health care：official journal of the European Society for Engineering and Medicine， 2016， 24（S2）：s827-s839.

123.Wang XW， Zhou JM， Chen BK， et al.Enhanced Intracellular Hyperthermia Efficiency by Magnetic Nanoparticles Modified with Nucleus and Mitochondria Targeting Peptides.Nanoscience and Nanotechnology， 2016，

16（6）: 6560-6566.

124.Zheng WP, Rong Z, Gao FP, et al.Folate-Conjugated Magnetic Nanoparticles for Tumor Hyperthermia Therapy: In Vitro and In Vivo Studies.Nanoscience and Nanotechnology, 2016, 16（8）: 8352-8359.

125.Zhao LY, Zheng YJ, Yan H, et al.2-Deoxy-D-Glucose Modified Magnetic Nanoparticles with Dual Functional Properties: Nanothermotherapy and Magnetic Resonance Imaging.Nanoscience and Nanotechnology, 2016, 16（3）: 2401-2407.

126.Yang HX, Tang T, He P, et al.A novel and effective hyperthermia method for Schistosomiasis japonica prevention and treatment. Science Bulletin, 2015, 60（16）: 1461-1464.

127.Wu ZH, Zhuo ZH, Cai DY, et al.An induction heating device using planar coil with high amplitude alternating magnetic fields for magnetic hyperthermia.Technology and Health Care, 2015, 23（S2）: 203-209.

128.Wang XW, Zhang JY, Yang X, et al.In vivo assessment of hepatotoxicity, nephrotoxicity and biodistribution using 3-aminopropyltriethoxysilane-coated magnetic nanoparticles （APTS-MNPs） in ICR mice.Chinese Science Bulletin, 2014, 59 （16）: 1800-1808.

129.Wang GH, Xu DR, Chai Q, et al.Magnetic fluid hyperthermia inhibits the growth of breast carcinoma and downregulates vascular endothelial growth factor expression.Oncology Letter, 2014, 7 （5）: 1370-1374.

130.Zhuo ZH, Wang J, Zhai WM, et al.Numerical modeling and simulation of temperature distribution uncertainty subject to ferromagnetic thermoseeds hyperthermia. Chinese Science Bulletin, 2014, 59 （12）: 1317-1325.

131.Wang H, Zhang L, Shi YR, et al.Abscopal antitumor immune effects of magnet-mediated hyperthermia at a high therapeutic temperature on Walker-256 carcinosarcomas in rats. Oncology Letters, 2014, 7 （3）: 764-770.

132.Wang J, Wu ZH, Tang JT, et al.Computational simulation of transcranial current stimulation: based on an image-derived head model.2014 7th International Conference on Biomedical Engineering and Informatics（BMEI）.2014：420-424.

133. Liu JY，Li N，Li L，et al.Local hyperthermia for esophageal cancer in a rabbit tumor model：Magnetic stent hyperthermia versus magnetic fluid hyperthermia. Oncology Letters，2013，6（6）：1550-1558.

134.Zhao LY，Liu JY，Ouyang WW，et al.Magnetic-mediated hyperthermia for cancer treatment：Research progress and clinical trials.Chinese Physics B，2013，22（10）.

135.Li L，Wang R，Shi HH，et al.In vitro study on the feasibility of magnetic stent hyperthermia for the treatment of cardiovascular restenosis. Experimental and Therapeutic Medicine，2013，6（2）：347-354.

136.Wang XW，Chen BK，Yang X，et al.Functionalized superparamagnetic nanoparticles for highly-efficient gene delivery.Journal of Nanoscience and Nanotechnology，2013，13（2）：746-750.

137.Zhao LY，Huo MJ，Liu JY，et al.In vitro investigation on the magnetic thermochemotherapy mediated by magnetic nanoparticles combined with methotrexate for breast cancer treatment. Journal of Nanoscience and Nanotechnology, 2013, 13 (2): 741-745.

138. Wang XW, Chen YP, Huang CS, et al. Contribution of a 300 kHz alternating magnetic field on magnetic hyperthermia treatment of HepG2 cells. Bioelectromagnetics, 2013, 34 (2) 95-103.

139. Jin HK, Xie XX, Hu BQ, et al. Hyperthermia inhibits the proliferation and invasive ability of mouse malignant melanoma through TGF-beta (1) . Oncology Reports, 2013, 29 (2): 725-734.

140. Zhuo ZH, Zhai WM, Cai DY, et al. Design and Implementation of Magnetic Induction Hyperthermia Treatment Planning Workflow Based on CT Images. 2013 ICME International Conference on Complex Medical Engineering (CME) .2013: 40-44.

141. Wu JA, Cai DY, Cao XR, et al. A Novel Alternating Magnetic Field Measuring Device for Magnetic Induction Hyperthermia. 2013 ICME International Conference On Complex Medical Engineering (CME) . 2013:

219-223.

142. Tang ZH，Wang XW，Pan L，et al.Preparation and characterization of PMMA-based cements containing magnetic nanoparticles for the magnetic hyperthermia. Advanced Materials Research，2013，647：155-159.

143. 范林林，钟雪，唐劲天，等.消癌平联合磁感应热疗对小细胞肺癌细胞的作用.中医药导报，2021，27（07）：51-55.

144. 范林林，钟雪，唐劲天，等.伊立替康联合磁感应热疗对小细胞肺癌细胞增殖、凋亡及周期的影响.现代肿瘤医学，2021，29（09）：1471-1475.

145. 路晓光，唐劲天，李利亚.磁感应热疗联合利妥昔单抗对 Daudi 细胞作用的研究.癌症进展，2018，16（09）：1091-1095.

146. 吴益，张荣华，王亨等.磁感应治疗计划系统中组织器官分割方法的研究.生物医学工程研究，2018，37（02）：173-176+181.

147. 路晓光，张晗，赵小红，等.磁感应热疗联合艾迪对 Daudi 细胞作用的研究.科技导报，2017，35（23）：52-57.

148.武建安，吴祖河，王亨，等.基于有限元仿真的磁感应肿瘤治疗设备线圈优化设计.清华大学学报（自然科学版），2016，56（04）：406-410+416.

149.刘晓红，赵东林，姚冉冉，等.超顺磁纳米 Fe3O4 磁性流体的制备及其在交变磁场中的发热性能.北京化工大学学报（自然科学版），2016，43（01）：40-44.

150.崔瑞瑞，王晓文，李利亚，等.微米级磁性介质体外升温检测模型.现代肿瘤医学，2015，11：1482-1488.

151.孔维超，张阳德，魏兰镔，等.载药纳米磁性碘化油微乳用于肝肿瘤综合治疗的体外评价.北京生物医学工程，2013，4：357-362，374.

152.庞瑞，赵凌云，李景丁莎，等.载药磁性复合微球用于HT-1080细胞的磁感应热化疗.现代肿瘤医学，2013，12：2656-2660.

153.卓子寒，翟伟明，蔡东阳，等.肿瘤磁感应热疗计划系统与现代医疗信息系统集成应用研究.生物医学工程学杂志，2014，1：187-191.

154.薛阳，赵凌云，唐劲天，等.金磁纳米复合材料在生物医学中的应用研究进展.生物医学工程学杂志，2014，2：462-466.

155.蔡东阳，卓子寒，王婕，等.基于模拟退火算法的磁感应治疗热籽分布.清华大学学报（自然科学版），2014，2：153-158.

156.卓子寒，王婕，翟伟明，等.热籽介导磁感应热疗稳态温度场仿真.清华大学学报（自然科学版），2014，5：638-642，648.

157.魏兰镇，崔瑞瑞，王晓文，等.用于肿瘤热疗的微米不锈钢介质筛选.现代肿瘤医学，2014，7：1483-1488.

158.卓子寒，翟伟明，蔡东阳，等.肿瘤磁感应治疗计划系统适形热疗方法.清华大学学报（自然科学版），2014，6：706-710.

159.孙宏亮，许林锋，唐劲天，等.兔VX_2肝癌模型纳米磁微粒栓塞热疗初步研究.中华临床医师杂志（电子版），2014，18：3328-3335.

160.王晓文，胡妍文，李利亚，等.应用于肿瘤磁感应热疗技术的磷酸钙磁性骨水泥介质的研究.科技导报，2014，30：40-44.

161. 王露方，唐劲天，欧阳伟炜，等.磁流体靶向热疗对小鼠胰腺癌的作用.科技导报，2014，30：45-49.

162. 蔡东阳，李立，孔维超，等.磁感应热疗联合~（125）I籽源近距离放疗研究.科技导报，2013，1：18-22.

163. 李景丁莎，盛军，霍美俊，等.磁感应纳米热化疗用于肿瘤综合治疗的体外研究.现代肿瘤医学，2013，4：716-719.

164. 正海，王晓文，张友仁，等.磁性复合骨水泥的体外细胞毒性.中国组织工程研究，2013，21：3937-3943.

165. Xia QS，Liu X，Xu B.Feasibility study of high-temperature thermoseed inductive hyperthermia in melanoma treatment.Oncol Rep，2011，25（4）：953-962.

166. Sadhukha T，Niu L，Wiedmann TS，et al.Effective elimination of cancer stem cells by magnetic hyperthermia.Mol Pharmaceut，2013，10（4）：1432-1441.

167. Tanaka K，Ito A，Kobayashi T，et al.Heat immunotherapy using magnetic nanoparticles and dendritic

cells for T-lymphoma.Journal of Bioscience and Bioengineering，2005，100（1）：112-115.

168.夏启胜，刘轩，徐波，等.热籽感应加温对荷瘤小鼠治疗效果的实验研究.中国微创外科杂志，2007，7（11）：1031-1034.

169.刘轩，徐波，夏启胜，等.磁感应加温对兔耳VX-2肿瘤的杀伤效应.中国微创外科杂志，2007，7（11）：1035-1037.

170.陈洪涛，张桂梅，张慧，等.Hsp70-肿瘤抗原肽复合物防治小鼠黑色素瘤B16肺转移的作用.中国肿瘤生物治疗杂志，2004，11（003）：166-169.

171.Wang H，Li X，Xi XP，et al.Effects of magnetic induction hyperthermia and radiotherapy alone or combined on a murine 4T1 metastatic breast cancer model. Int J Hyperthermia.2011，27（6）：563-572.

172.Nishimura Y，Urano M.The effect of hyperthermia on reoxygenation during the fractionated radiotherapy of two murine tumors，FSa-II and MCa.Int J Radiat Biol.1994，29（1）：141-148.

173.Petros XEM，Ian R，John C，et al.MouratidisRelationship between thermal dose and cell death for "rapid" ablative and "slow" hyperthermic heating.Int J Hyperther.2019，36（1）：228-242.

174.刘嘉毅.支架磁感应热疗食管肿瘤的实验研究.中南大学，2011.

175.Elming PB，Sørensen BS，Oei AL，et al.Hyperthermia：the optimal treatment to overcome radiation resistant hypoxia.Cancers，2019，11（1）：60-72.

176.Zhang P，Wang D，Zheng G.Reversal effect of hyperthemia on multidrug resistant phenomena.West China J stomatology，2013，21（2）：127-129.

177.Rivera-Rodriguez A，Chiu-Lam A，Morozov VM，et al.Magnetic nanoparticle hyperthermia potentiates paclitaxel activity in sensitive and resistant breast cancer cells.Int J Nanomed，2018，13：4771-4779.

178.Olayanju A，Copple IM，Bryan HK，et al.Brusatol provokes a rapid and transient inhibition of Nrf2 signaling and sensitizes mammalian cells to chemical toxicity-implications for therapeutic targeting of Nrf2.Free Radical Bio Med，2015，78：202-212.

179.Sun X，Wang Q，Wang Y.Brusatol enhances the radio-
sensitivity of A549 cells by promoting ROS production
and enhancing DNA damage.Int J Mol Sci，2016，17
（7）：997-999.

180.Wu T，Harder BG，Wong PK，et al. （2015）.Oxida-
tive stress，mammospheres and Nrf2-new implication
for breast cancer therapy.Mol Carcinogen，2015，54
（11）：1494-1502.

181. Tao S，Wang S，Moghaddam SJ，et al.Oncogenic
KRAS confers chemoresistance by upregulating NRF2.
Cancer Res，2014，74：7430-7441.

182. Kittiratphatthana N，Kukongviriyapan V，Prawan A，
et al.Luteolin induces cholangiocarcinoma cell apopto-
sis through the mitochondrial-dependent pathway medi-
ated by reactive oxygen species. Pharm Pharmacol，
2016，68 （9）：1184-1192.

183.Kyoung AK，Mei J，Yea SR，et al.Luteolin induces
apoptotic cell death via antioxidant activity in human
colon cancer cells. Int J Oncol，2017，51 （4）：
1169- 1178.

184. Wang Q, Wang H, Jia Y, et al. Luteolin reduces migration of human glioblastoma cell lines via inhibition of the p-IGF-1R/PI3K/AKT/mTOR signaling pathway. Oncol Lett, 2017, 14 (3): 3545-3551.

185. Chian S, Li YY, Wang X, et al. Luteolin sensitizes two oxaliplatin-resistant colorectal cancer cell lines to chemotherapeutic drugs via inhibition of the Nrf2 pathway. Asian Pac J Cancer P, 2014, 15 (6): 2911-2916.

186. Tang X, Wang H, Fan L, et al. Luteolin inhibits Nrf2 leading to negative regulation of the Nrf2/ARE pathway and sensitization of human lung carcinoma A549 cells to therapeutic drugs. Free Radical Bio Med, 2011, 50 (11): 1599-1609.

187. Xu H, Yang T, Liu X, et al. Luteolin synergizes the antitumor effects of 5-fluorouracil against human hepatocellular carcinoma cells through apoptosisinduction-andmetabolism. Life Sci, 2016, 144 (1): 138-147.

188. Li S, Sun S, Gao J, et al. Wogonin induces Beclin-1/ PI3K and reactive oxygen species- mediated autophagy-

in human pancreatic cancer cells. Oncol Lett, 2016, 12 (6): 5059-5067.

189. Rong L, Wang R, Zheng X, et al. Combination of wogonin and sorafenib effectively kills human hepato-cellular carcinoma cells through apoptosis potentiation and autophagy inhibition. Oncol Lett, 2017, 13 (6): 5028-5034.

190. Janssen CW, Lowry CA, Mehl MR, et al. Whole-Body Hyperthermia for the Treatment of Major Depressive Disorder: A Randomized Clinical Trial. JAMA Psychiatry.2016, 73 (8): 789-795.